Brice Kevin KOLLO NZIMA

Factores que determinam a automedicação com AINEs em Abidjan

Brice Kevin KOLLO NZIMA

Factores que determinam a automedicação com AINEs em Abidjan

ScienciaScripts

Imprint

Any brand names and product names mentioned in this book are subject to trademark, brand or patent protection and are trademarks or registered trademarks of their respective holders. The use of brand names, product names, common names, trade names, product descriptions etc. even without a particular marking in this work is in no way to be construed to mean that such names may be regarded as unrestricted in respect of trademark and brand protection legislation and could thus be used by anyone.

Cover image: www.ingimage.com

This book is a translation from the original published under ISBN 978-620-6-71149-0.

Publisher:
Sciencia Scripts
is a trademark of
Dodo Books Indian Ocean Ltd. and OmniScriptum S.R.L publishing group

120 High Road, East Finchley, London, N2 9ED, United Kingdom
Str. Armeneasca 28/1, office 1, Chisinau MD-2012, Republic of Moldova, Europe
Printed at: see last page
ISBN: 978-620-8-07797-6

Conteúdo

Visitar
senhor deus todo-poderoso

Agradecimentos

A DEUS TODO-PODEROSO,

Com todo o meu coração, Pai, dou-Te graças por todo o conhecimento que adquiri e pela Tua presença na minha vida. Obrigado Pai, minha rocha, a minha alma nunca esquece nenhuma das tuas bênçãos.

Para o meu avô, Théodore ANDOSEH

É o meu modelo e foi graças a si que me especializei em reumatologia, nomeadamente na Costa do Marfim.

Aos meus queridos pais, Bernadette e Jacques NZIMA

Fizeste de mim o que sou hoje. Muito obrigado pela vossa presença constante. Que o Senhor vos conserve entre nós por muito tempo, para que possam gozar dos frutos do vosso esforço.

Aos meus queridos pais espirituais, Neuly e Joseph NGANDEU

Muito obrigado pela tua presença na minha vida e pelos teus conselhos preciosos. Que o Senhor o mantenha connosco por muito tempo.

Para a minha amada, Evelyne NZIMA,

És tu que dás sentido ao amor na minha vida, a força que me dá esperança, a razão da minha perseverança. Esta obra, que também é vossa, é o fruto das vossas dificuldades, de todos os vossos sacrifícios, do vosso precioso apoio. Aceitem a minha mais profunda gratidão. Que Deus nos conceda a graça da felicidade.

À minha irmã e aos meus irmãos mais novos, Naomi, Donald e Emmanuel

Por todas as vossas contribuições para o sucesso desta aventura.

Para a Madre Madeleine KOFFI,

Obrigado por me terem acolhido na Costa do Marfim durante estes últimos 4 anos.

Ao meu amigo Sostelle Konné,

Tornaste a minha estadia mais fácil com a tua presença entre aqueles que deixei para trás.

Aos meus filhos espirituais,

Obrigado por estares comigo e me fazeres feliz.

Aos meus sogros, Clotilde e Jean Claude Awala

Aceitem a minha mais profunda gratidão.

Aos meus irmãos e irmãs na fé,

Obrigado pelas vossas orações.

A todos os meus colegas licenciados: Drs. BISSEH Vanessa, Eric DANGUI, Enoch KOFFI, Guilène KLOKOUIE, Vilette NKWUITCHOUA, Irène MENDO, Inès SIMO,

Por tudo o que passámos juntos. Uma carreira brilhante para todos vós!

A todos os nossos outros colegas do DES,
Obrigado por esta excelente colaboração.
À nossa professora nos Camarões, Professora Madeleine NGANDEU
Obrigado pelo apoio e pelos conselhos
A todos os reumatologistas que contribuíram para a nossa formação, em particular os doutores Nina KPAMI, Yaya COULIBALY, Aboubacar BAMBA, Abidou COULIBALY, Franck BROU, Sandrine WABO, Raphaël KOUASSI, Alexis YOBOUE e Alaine KONAN,
Obrigado pela vossa disponibilidade.
A todo o pessoal do serviço de reumatologia do CHU de Cocody
Obrigado pela vossa cooperação e apoio.
A todos aqueles que contribuíram de alguma forma para o sucesso desta aventura
Muito obrigado.

Ao Presidente do Júri, Professor Edmond ETI

É uma grande honra para si presidir ao júri da nossa defesa de dissertação. Estamos convictos de que os vossos conselhos e recomendações nos ajudarão a aperfeiçoar este trabalho.

Obrigado, caro Mestre, pela formação e por todo o tempo que nos dedicou. Através destas homenagens, aceite a expressão da nossa grande admiração e o testemunho do nosso sincero respeito por si. Distintas e respeitosas homenagens!

Ao membro do júri MCA Mermoz DJAHA,

Guiou-nos, orientou-nos e apoiou-nos durante todo o curso. A sua simplicidade e humildade, bem como o seu altruísmo, sempre nos impressionaram. Aceitaste dedicar tempo a avaliar este trabalho. As vossas análises ajudarão a melhorá-lo. Não conseguimos encontrar as palavras certas para lhe agradecer, caro Mestre, mas por favor aceite a expressão da nossa mais profunda gratidão. Respeitosas homenagens!

Ao nosso orientador de tese, Professor Mohamed DIOMANDE

Caro Mestre, como posso agradecer-lhe em tão poucas palavras tudo o que fez desde o início da nossa formação. O privilégio que nos concedeu ao aceitar dirigir este trabalho dá-nos a oportunidade de exprimir a nossa gratidão. Com uma espontaneidade regular, abriste-nos as tuas portas. Aqui fica, caro Mestre, a expressão da nossa mais profunda gratidão. Respeitosa homenagem!

Ao Professor Marcel KOUAKOU NZUE,

Por todos os conhecimentos que transmitiram. Homenagens respeitosas!

Ao nosso Mestre, Professor Félix Jean-Claude DABOIKO,

Admiramos a imensidão do vosso saber. Fica aqui, caro Mestre, o testemunho do nosso maior respeito. Respeitosa homenagem!

Ao nosso Mestre, MCA Baly OUATTARA,

Sempre nos maravilhámos com a sua grande mente científica. Este é o momento de vos agradecer sinceramente por todas as lições que nos ensinastes. Aqui fica a expressão da nossa grande admiração. Uma respeitosa homenagem!

Ao nosso Mestre, Professor Mariam GBANE,

A nossa gratidão pela vossa presença constante ao nosso lado e pela vossa humildade. O seu rigor científico, a sua disponibilidade e a sua modéstia impõem respeito e inspiram admiração. A sua pedagogia metódica ser-nos-á útil para o resto das nossas vidas. Homenagem respeitosa!

Introdução

Os anti-inflamatórios não esteróides (AINEs) são uma das classes terapêuticas mais utilizadas em todo o mundo [1]. Mais de 300 milhões de pessoas em todo o mundo tomam AINEs, e 30 milhões de pacientes tomam AINEs diariamente [2,3]. As suas propriedades analgésicas, antipiréticas e anti-inflamatórias explicam o facto de serem amplamente utilizados para fins sintomáticos, nomeadamente para aliviar ou mesmo prevenir a dor [4-8]. A sua toxicidade potencial é ainda maior quando as pessoas afectadas pela sua utilização incluem os idosos, as pessoas em risco de polimedicação ou as pessoas com outras co-morbilidades [9]. A utilização abusiva dos AINE conduzirá inexoravelmente a danos para o utilizador (úlcera péptica, hemorragia, hipertensão arterial, insuficiência renal, etc.) [2,9]. Esta utilização incorrecta insere-se no âmbito da automedicação que, segundo a OMS, "consiste na utilização de um medicamento por um indivíduo, por iniciativa própria ou de um familiar próximo, para tratar uma doença ou um sintoma que identificou, sem consultar um profissional de saúde"; pode envolver tanto a medicina moderna como a tradicional [10]. É um fenómeno mundial e, por conseguinte, um problema de saúde pública [2,11-13]. A sua prevalência aumentou acentuadamente em todo o mundo e, de acordo com Gora et al, até 80% de todos os medicamentos são comprados sem receita médica nos países em desenvolvimento [14]. Mais de 50% de todos os medicamentos prescritos, dispensados ou vendidos são atualmente utilizados de forma inadequada [15,16]. Este facto tem as consequências acima referidas. A automedicação com AINEs deve, por conseguinte, ser evitada. A prevalência da automedicação em África variou entre 27,16% e 91,4% [17,18]. Foram estudadas as motivações, os danos e os medicamentos envolvidos na automedicação [17,19-24]. Na literatura, as razões para a automedicação foram: o elevado custo do tratamento dos doentes nas unidades de saúde, o baixo poder de compra, a falta de infra-estruturas e de pessoal de saúde, a banalização de certas doenças, a cumplicidade de alguns vendedores de farmácia que não respeitam as regras de dispensa de medicamentos e a falta de informação e de sensibilização para os riscos associados à utilização indevida de medicamentos [19,25-27]. No nosso contexto, foram realizados poucos estudos relacionados [27-29] e, tanto quanto sabemos, não há nenhum sobre a automedicação com AINE. Um estudo sobre os factores que influenciam o uso de medicamentos de rua identificou os seguintes factores: profissão e nível socioeconómico [27]. Assim, o nosso objetivo geral foi identificar os factores que determinam a prática da automedicação com AINEs entre os nossos doentes, de modo a influenciar positivamente esta prática e, consequentemente, abandoná-la.

Os objectivos específicos eram :
-    Determinar a frequência hospitalar da auto-medicação com AINEs
-    Descrever os aspectos sociodemográficos, clínicos e terapêuticos dos doentes que se auto-medicam com AINEs
-    Investigar a influência dos factores sociodemográficos e clínicos na automedicação dos doentes com AINEs.

Capítulo 1

Geral

1. ANTI-INFLAMATÓRIOS NÃO ESTERÓIDES
I-1. DEFINIÇÃO [30-32]

Os AINE são uma classe terapêutica muito utilizada devido às suas propriedades antipiréticas, analgésicas e anti-inflamatórias. São utilizados numa vasta gama de indicações, incluindo dor osteo-muscular, doenças reumatológicas, cólica renal e traumatologia.

Os AINEs têm uma ação puramente sintomática, actuando sobre a fisiopatologia da inflamação, sem atuar sobre a sua etiologia, que deve ser tratada separadamente. Encontram-se entre os medicamentos mais frequentemente prescritos em todo o mundo (representam 4,5% do consumo de medicamentos nos países industrializados), sendo que uma parte significativa é também automedicada. Tanto a sua eficácia como os seus principais efeitos secundários estão ligados ao seu principal mecanismo de ação, que é a inibição das ciclo-oxigenases.

I-2. MECANISMO DE ACÇÃO [33-35]

A descoberta do principal mecanismo de ação dos AINE deve-se aos trabalhos de **Vane, Samuelson e Bergstrom** (1971). O mecanismo de ação dos AINE consiste em reduzir a produção de prostanóides através da inibição de uma enzima, a ciclo-oxigenase (Cox). Os prostanóides (prostaglandinas D2, E2, F2, prostaciclina, tromboxano A2) são eicosanóides com uma ação puramente local. Contudo, a sua distribuição quase ubíqua leva a que estejam envolvidos em numerosos processos fisiológicos e patológicos. São sintetizados a partir do ácido araquidónico (ele próprio derivado dos fosfolípidos membranares) pela Cox, da qual existem duas isoenzimas:

■ A Cox-1, presente na forma constitutiva em quase todos os tecidos, catalisa a formação de prostaglandinas envolvidas na citoprotecção da mucosa gástrica e na preservação da função renal, bem como a produção de tromboxano A2 (TxA2, um vasoconstritor e pró-agregante) pelas plaquetas.

AINEs (toxicidade gástrica, redução do fluxo sanguíneo renal e efeito anti-agregante plaquetário).

■ A Cox-2, que é essencialmente uma isoenzima induzível em estados inflamatórios, leva à libertação de prostaglandinas que têm um papel patológico (febre, dor, inflamação, proliferação celular), mas também um papel benéfico em vários processos (cicatrização, função renal, ovulação, etc.) e regem a síntese da prostaciclina (PGI2), um vasodilatador e antiagregante, pelas células endoteliais. A sua inibição é responsável pelos efeitos farmacodinâmicos dos AINE (efeito anti-inflamatório, analgésico e antipirético).

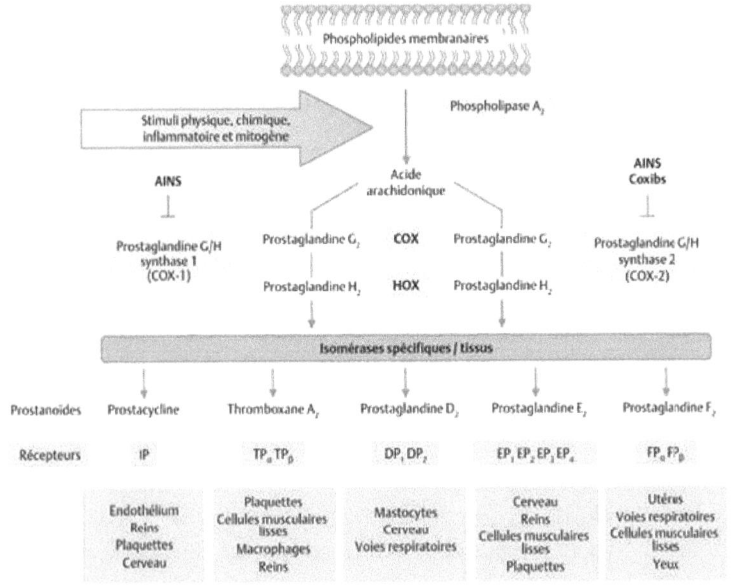

Figura 1: Metabolismo do ácido araquidónico e síntese de prostanóides [34].

I-3. FARMACOCINÉTICA [35]

I-3-1. Reduções

Os AINE são ácidos lipofílicos fracos: reabsorção rápida e quase completa. Os níveis plasmáticos máximos são atingidos em 30 minutos a 2 horas para as formas padrão. Salvo em situações específicas, a obtenção mais rápida do pico com a utilização de formas injectáveis não aumenta a sua eficácia. O tratamento por via parentérica só raramente se justifica e deve ser limitado no tempo.

I-3-2. Radiodifusão

A ligação às proteínas é elevada (>90%) com risco de interação terapêutica e risco de deslocamento com um aumento da fração livre do AINE ou do seu concorrente. Risco de toxicidade em caso de sobredosagem aguda. Os AINE difundem-se bem nos tecidos e no líquido sinovial. Atravessam a barreira feto-placentária, a barreira hemato-encefálica e passam muito ligeiramente para o leite materno.

I-3-3. Metabolismo e eliminação

A maioria dos AINEs é metabolizada no fígado, levando à formação de metabolitos inactivos, que são eliminados nos rins (60%) e nas fezes, com um ciclo entero-hepático (40%).

I-3-4. Vias de administração

I-3-4-1. Vias gerais [34]

Todas estas vias comportam os mesmos riscos, aos quais se juntam por vezes complicações locais específicas:

■ via oral: é a via preferida, nomeadamente porque a biodisponibilidade é excelente (>90%);

■ via rectal: os supositórios são absorvidos de forma mais irregular do que as formas orais;

■ via intramuscular: esta via é particularmente útil quando a administração oral não é possível, numa situação de emergência, devido ao seu rápido início de ação. Na prática, a sua utilização deve ser limitada a 48 a 72 horas, apenas se não forem possíveis outras vias de administração;

■ via intravenosa: de acordo com a AMM, esta via está reservada a indicações específicas, como o tratamento da dor pós-operatória ou o tratamento de crises de cólica renal. Não deve ser continuada durante mais de 72 horas.

I-3-4-2. Rota local [34]

As aplicações de gel ou pomada de AINE podem ser suficientes para aliviar a dor associada a uma pequena entorse, contusão, tendinite ou osteoartrite de pequenas articulações. Estas formas de AINE podem causar reacções de hipersensibilidade local, ou mesmo efeitos indesejáveis se forem utilizadas durante muito tempo, devido à baixa absorção sistémica do AINE.

I-4. PROPRIEDADES TERAPÊUTICAS

I-4-1. Ação antipirética [34]

Os AINE reduzem a febre, qualquer que seja a sua origem (infecciosa, inflamatória ou neoplásica), inibindo a síntese de PGE2, induzida pela ação da IL-1 no centro termorregulador hipotalâmico. Não induzem hipotermia em indivíduos normais.

I-4-2. Ação analgésica [34]

Os AINE são analgésicos periféricos. Actuam no foco algogénico, onde as prostaglandinas desempenham um papel etiopatogénico na nocicepção.

I-4-3. Ação anti-inflamatória [34,35].

Os AINE actuam sobretudo na componente precoce e vascular da inflamação (inibição de certas funções como a quimiotaxia, a adesão celular e a fagocitose) responsável pela tétrade clássica "dor, vermelhidão, calor, tumor". É utilizado nas crises agudas microcristalinas (gota, condrocalcinose), nas patologias abarticulares, nas patologias espinais e radiculares e nos reumatismos inflamatórios crónicos (artrite reumatoide e espondiloartropatia).

I-4-4. Ação anti-agregante plaquetária [33,34,36].

É causada por todos os AINE, mas sobretudo pelo ácido acetilsalicílico, cuja ação sobre a ciclo-oxigenase é irreversível. A via da ciclo-oxigenase leva à formação de TXA2, um potente agente agregante e vasoconstritor. As plaquetas não contêm COX-2, apenas COX-1. Por conseguinte, o TXA2 plaquetário só pode ser derivado da atividade da COX-1. O ácido acetilsalicílico é um inibidor preferencial da COX-1, mas o ácido acetilsalicílico em "baixa dose" é um inibidor seletivo da COX-1. O ácido acetilsalicílico actua sobre a COX, impedindo irreversivelmente a formação de PGG2. Nenhum dos outros AINE actua por este mecanismo específico e todos são inibidores reversíveis. Como o ácido acetilsalicílico tem uma afinidade maior (150 a 200 vezes) pela COX-1 do que pela COX-2, inibe selectiva e duradouramente (em doses baixas) a COX-1 plaquetária, resultando numa inibição total e irreversível da síntese de TXA2. Este bloqueio irreversível dura todo o tempo de vida das plaquetas (cerca de 7 dias), uma vez que estas não são capazes de sintetizar COX de novo. Uma dose baixa de ácido acetilsalicílico é suficiente para bloquear mais de 95% da produção de TXA2 pelas plaquetas, mas a sua administração diária continua a ser necessária, uma vez que quantidades significativas de TXA2 são sintetizadas após a reconstituição de 10-15% das plaquetas. Por outro lado, uma dose única diária de ácido acetilsalicílico não inibe significativamente a síntese de PGI2 porque o intervalo entre as duas doses permite à célula endotelial restaurar a atividade da COX-1 sem alterar a produção de PGI2 dependente da COX-2. Os AINEs convencionais "não selectivos", inibidores reversíveis da COX-1 plaquetária, podem, em teoria, inibir a agregação plaquetária, mas apenas durante o período em que a sua concentração sérica é suficiente. É provável que a superioridade do efeito cardioprotector do ácido acetilsalicílico em "baixa dose" em relação a outros AINEs esteja relacionada com esta diferença farmacológica. Os AINE recentes, conhecidos como inibidores selectivos da COX-2, inibem a COX-2 sem inibir a COX-1 plaquetária, em todas as concentrações terapêuticas. O efeito colateral dos inibidores selectivos da COX-2 é, portanto, a ausência de inibição da COX-1 plaquetária e, consequentemente, a ausência de um efeito anti-agregante plaquetário. Por conseguinte, parece lógico manter a utilização de ácido acetilsalicílico em "baixa dose" quando o coxib é tomado concomitantemente por um doente com risco cardiovascular. O efeito antiagregante do ácido acetilsalicílico requer apenas doses baixas (<300 mg/d) e persiste durante cerca de uma semana após a interrupção do tratamento.

I-5. CLASSIFICAÇÃO

I-5-1. De acordo com a classificação química [33,34]

Os AINE são compostos, alguns dos quais têm semelhanças estruturais. Por conseguinte, podem ser classificados por família química.

Quadro I: família química dos AINE [34].

Família química		ICD
Salicilatos		Ácido acetilsalicílico Acetilsalicilato de lisina Carbasalato de cálcio
Arlicarboxílico	Propiónicos	Ácido tiaprofénico Fenoprofeno Flurbiprofeno Ibuprofeno Cetoprofeno Naproxeno sódico Alminoprofeno
	Fenilacetatos	Etodolac Diclofenac Aceclofenac
Fenamatos		Ácido niflúmico
Indolines		Indometacina Sulindac
Oxicams		Meloxicam Piroxicam Tenoxicam
Sulfonalidina		Nimesulina
Pirazóis		Fenilbutazona
Coxibs		Celecoxib Etoricoxib

I-5-2. De acordo com a respectiva ação dos AINEs [33,34]

A dualidade da ciclo-oxigenase (COX) leva a que se faça uma distinção entre :

■ inibidores selectivos da COX-1: representados pelo ácido acetilsalicílico em dose baixa (300 mg por dia ou menos), utilizado como antiagregante para fins antitrombóticos, mas também a indometacina e o piroxicam ;

■ inibidores não selectivos da COX, todos eles inibem a Cox-2 e a Cox-1 em doses terapêuticas; a maioria dos "AINE clássicos

■ Inibidores preferenciais da COX-2: devido à sua capacidade de inibir a COX-1, mas apenas para as doses mais elevadas recomendadas (meloxicam; nimesulida).

■ Inibidores selectivos da COX-2 (coxibes): celecoxib, parecoxib, que diferem dos anteriores por apresentarem um menor risco ulcerogénico e não terem efeito antiplaquetário.

I-5-3. Dependendo da geração de AINEs [33]

Esta classificação tem o mérito de clarificar a disponibilidade dos AINEs em diferentes alturas.

Tabela II: Classificação dos AINEs por geração [33].

	Grupos	ICD	Nome da especialidade
[ere]1 geração (1950-1960)	Salicilatos	Ácido acetilsalicílico	Aspirina
	Pirazóis	Fenilbutazona	Butazolidina
	Indolente	Indometacina	Indocid
	Fenamatos	Ácido niflúmico	Nifluril
[e]2 geração (1970-1980)	Arylpropiónicos	Ibuprofeno	Brufen
	Arilacético	Diclofenac	Voltarene
	Oxicams	Piroxicam	Feldène
[e]3 geração (1990-2000)	Sulfonalidina	Nimesulida	Nexen
	Oxicams	Meloxicam	Mobic
[e]4 geração (2000-2010)	Coxib	Rofecoxib	Vioxx
		Celecoxib	Celebrex
		Paracecoxib	Dynasta
		Etoricoxib	Arcoxia

I-5-4. De acordo com a meia-vida [34]

Quadro III: Classificação dos principais AINEs de acordo com a sua duração de ação [34].

	ICD
Meia-vida curta (< 6 horas)	Cetoprofeno Ibuprofeno Furbiprofeno Ácido niflúmico Ácido tiaprofénico Alminoprofeno Diclofenac
Meia-vida intermédia	Sulindac Naproxeno Naproxeno sódico Étodolac Meloxicam
Meia-vida longa (< 24 horas)	Piroxicam Tenoxicam Piroxicam β-ciclodextrina
Libertação prolongada (>24 horas)	Indometacina Cetoprofeno Dicolfenac

NB: Alguns AINEs podem ter uma semi-vida curta, intermédia, longa ou mesmo prolongada.

Exemplo: Diclofenac 50 mg (semi-vida curta)

Diclofenac 75mg (semi-vida intermédia)

Diclofenac 100 mg LP (libertação prolongada)

I-6-. INDICAÇÕES E CONTRA-INDICAÇÕES

I-6.1 Indicações [34,37,38].

Apesar das suas semelhanças farmacológicas, nem todos os AINEs têm as mesmas indicações. Este facto deve-se a diferenças na sua relação benefício/risco e nos ensaios clínicos realizados para obter a sua autorização de introdução no mercado. Por conseguinte, é necessário consultar o dicionário *Vidal* para conhecer a formulação exacta das indicações reconhecidas para cada produto. Em termos gerais, existem três tipos de AINE:

■ AINE da lista I, derivados do indol (indometacina e sulindac), certos arilcarboxílicos (diclofenac em supositório, diclofenac associado ao misoprostol, nabumetona, etc.), derivados do oxicam (piroxicam, tenoxicam e meloxicam) e nimesulida.), derivados do oxicam (piroxicam, tenoxicam e meloxicam) e nimesulida: geralmente destinados a todas as afecções reumatológicas dolorosas ou incapacitantes (reumatismo inflamatório agudo ou crónico, osteoartrite, tendinite, bursite, radiculalgia aguda);

■ AINS da lista II, derivados arilcarboxílicos (naproxeno, etodalac, ácido tiaprofénico, cetoprofeno, alminoprofeno, flirbuprofeno, ibuprofeno, aceclofenac, diclofenac) e fenamatos (ácido niflúmico, morniflumato): que podem ser autorizados nas indicações acima referidas e em traumatologia (entorses), otorrinolaringologia e estomatologia (sinusite, otite, dor dentária), ginecologia (dismenorreia primária, menorragia funcional), urologia (cólica renal) e estados febris;

■ MEDICAMENTOS não incluídos na lista: MEDICAMENTOS de baixa dosagem (ácido acetilsalicílico, ibuprofeno) que não necessitam de receita médica e que são utilizados para o tratamento sintomático de afecções dolorosas ou febris.

I-6-2. Contra-indicações [9,34]

<u>Tabela IV</u>: Lista de contra-indicações dos AINEs [9,34].

Todos os AINEs	- Úlcera péptica ativa, - História de úlcera péptica ou hemorragia recorrente (pelo menos 2 episódios documentados), - Insuficiência hepatocelular grave, - História de hemorragia digestiva ou perfuração com AINEs - Insuficiência cardíaca grave, - Insuficiência renal grave.

Contra-indicações adicionais	Coxibs Diclofenac	- Doença cardíaca isquémica comprovada, - Doença arterial periférica, - Acidente cerebrovascular anterior (incluindo ataque isquémico transitório).
	Etoricoxib	- Hipertensão não controlada
Gravidez	Coxibs	- Durante a gravidez
	Outros AINEs	- A partir do início do 6º mês de gravidez (24 semanas de amenorreia)

I-6-3. Procedimentos de prescrição

I-6-3-1. Avaliação personalizada da relação benefício/risco [34].

Deve ter em conta a indicação, o estado do doente, as co-morbilidades e os medicamentos que estão a ser tomados. Na prática, os AINE só devem ser utilizados nos reumatismos inflamatórios, nomeadamente nas espondiloartrites. Em todas as outras indicações potenciais, os AINE parecem ser uma alternativa a outros analgésicos quando estes últimos são ineficazes, contra-indicados ou mal tolerados. O paracetamol continua a ser o analgésico de primeira linha para a maior parte dos síndromas de dor de intensidade moderada, sobretudo nos idosos. Do mesmo modo, é muitas vezes preferível utilizar um corticosteroide oral de baixa dose na artrite reumatoide em doentes com risco de lesões digestivas ou renais provocadas pelos AINE. Se um AINE falhar na dose recomendada, deve tentar-se outro composto devido à variabilidade individual da resposta a um determinado AINE. Em todos os casos, deve ser utilizada a dose mínima útil, começando por doses médias ou mesmo baixas, sobretudo nos reumatismos degenerativos e nos doentes idosos, uma vez que os principais efeitos adversos dos AINE são dose-dependentes. Como estes medicamentos são puramente sintomáticos, o tratamento deve ser interrompido durante os períodos de remissão.

■ **Crianças e idosos** [39,40]

Os medicamentos são prescritos de forma diferente para adultos, crianças e idosos. As crianças com menos de 15 anos não metabolizam os medicamentos da mesma forma que os adultos. As pessoas com mais de 65 anos têm funções renais e hepáticas que funcionam menos bem. Por conseguinte, os medicamentos são menos bem metabolizados e/ou eliminados. A escolha do medicamento, a dosagem e a duração da prescrição dependem da idade do doente. Para tratar a dor e/ou a febre das crianças com menos de 15 anos, apenas 5 AINE são atualmente autorizados em França: ibuprofeno, cetoprofeno, ácido mefenâmico, ácido niflúmico e ácido tiaprofénico.

■ **Gravidez e aleitamento** [39,41].

Os AINE devem ser evitados devido aos efeitos nocivos que podem ter sobre o embrião, o feto e a mãe. Isto aplica-se a todas as vias de administração, incluindo a via cutânea. No entanto, as gotas para os olhos podem ser utilizadas durante a gravidez devido às pequenas quantidades utilizadas. Durante o aleitamento, os AINE devem ser evitados, uma vez que estas moléculas podem passar para o leite materno. Como actuam sobre as prostaglandinas, provocam numerosos efeitos secundários. A síndrome de Reye pode ocorrer se uma mãe a amamentar tomar ácido acetilsalicílico com uma criança que sofra de uma patologia viral (varicela, gripe, sarampo, rubéola).

I-7. INTERACÇÕES MEDICAMENTOSAS [9]

I-7-1. Principais interações

■ Anticoagulante: aumento do risco de hemorragia.

■ piroxicam e ácido acetilsalicílico em doses anti-inflamatórias: combinação contra-indicada

■ outros AINE: combinação não recomendada. Quando esta associação é indispensável, é necessário um controlo clínico e mesmo biológico rigoroso.

■ Metotrexato: aumento da toxicidade hematológica do metotrexato devido à deslocação do metotrexato da sua ligação às proteínas plasmáticas.

■ Sulfonamidas hipoglicemiantes: aumento do efeito hipoglicemiante das sulfonamidas por deslocação do antidiabético oral da sua ligação às proteínas plasmáticas.

■ Lítio: risco de sobredosagem de lítio devido à reduzida eliminação renal do lítio. Isto conduz a efeitos como perturbações neuropsicológicas, perturbações da memória, perturbações endócrinas, perturbações da pele, perturbações cardíacas e perturbações hematológicas.

■ Agentes antiplaquetários: aumento do risco de hemorragia digestiva. Os doentes que tomam antiagregantes plaquetários devem ser alertados para os riscos da automedicação com ácido acetilsalicílico ou outro AINE.

I-7-2. Interações médias

■ Diuréticos: ao modificarem a hemodinâmica renal, os AINE alteram a ação dos diuréticos. Isto resulta numa redução da sua eficácia e, por conseguinte, numa redução do efeito anti-hipertensivo, especialmente porque os AINE tendem a induzir a retenção de líquidos. Risco de insuficiência renal aguda em doentes de risco (idosos e/ou desidratados).

■ Anti-hipertensores: Inibidor da enzima de conversão (IEC), antagonista dos receptores da angiotensina II (ARB II). Risco de insuficiência renal aguda em doentes de risco (idosos e/ou desidratados).

■ Digitálicos: a modificação da excreção renal pelos digitálicos aumenta os níveis de digoxina e, por conseguinte, o risco de toxicidade cardíaca provocada pelos digitálicos.

■ Probenicida: É um uricosúrico que reduz a reabsorção tubular de uratos, utilizado no tratamento básico da gota e, de um modo mais geral, no tratamento da hiperuricemia sintomática. O seu efeito desaparece em casos de insuficiência renal com um valor de depuração da creatinina inferior a 80 ml/min, daí a interação com os AINE.

■ Fenitoína: risco de sobrecarga de fenitoína devido à deslocação da fenitoína da sua ligação às proteínas plasmáticas.

I-8. PRINCIPAIS EFEITOS INDESEJÁVEIS

Praticamente todos os AINEs estão associados às mesmas complicações. No entanto, a incidência de uma determinada reação adversa depende da natureza do AINE e, frequentemente, da sua dosagem, bem como do estado do doente e dos medicamentos associados [34].

I-8-1. Efeitos digestivos [2,34,42-46].

Estes são os mais comuns (15-25%), com supressão da síntese das prostaglandinas PGE2 e PGI2, através da inibição das ciclo-oxigenases, levando a uma redução do fornecimento de sangue à mucosa e da sua secreção de bicarbonato. Estes dois mecanismos tornam a mucosa gastrointestinal mais vulnerável aos efeitos deletérios do ácido gástrico ou da inflamação. Podem desenvolver-se numa mucosa intestinal sã ou complicar a evolução de doenças pré-existentes.

■ sintomas funcionais do aparelho digestivo superior (dispepsia, gastralgia, náuseas): frequentes e rapidamente resolvidos com a interrupção do produto. Estão pouco correlacionados com lesões da mucosa gastroduodenal;

■ úlceras gastroduodenais: mais frequentes com os AINE convencionais do que com os coxibes, e assintomáticas em metade dos casos. Complicações das úlceras: hemorragia digestiva, perfuração, por vezes precoce, ocorrem a uma taxa de 2 a 4% de doentes-ano com os AINE convencionais. Estas complicações ocorrem principalmente em doentes com factores de risco. Este risco é cerca de metade com os coxibes, embora esta vantagem se perca quando o doente toma simultaneamente ácido acetilsalicílico para fins antitrombóticos.

■ Complicações digestivas intestinais: ulceração do intestino delgado e do cólon, frequentemente não reconhecida, por vezes com complicações (perfuração, hemorragia, anemia). Pensa-se que os AINEs favorecem as crises de diverticulite nos doentes com diverticulose.

<u>**Quadro V**</u>: Factores de risco para complicações digestivas graves com AINEs [34].

• Idosos: idade > 65 anos.
• História de úlcera péptica ou hemorragia digestiva alta ou infeção por *Helicobacter pylori*.
• Co-morbilidades graves.
• AINEs utilizados em doses elevadas ou uma combinação de dois AINEs.
• Co-prescrição de aspirina (mesmo em doses baixas para anti-agregação plaquetária), anti-coagulantes, anti-agregantes plaquetários e corticóides.
• Doença inflamatória (por exemplo, artrite reumatoide).

Quando existe um fator de risco, a prescrição conjunta de um inibidor da bomba de protões (IBP) de meia dose deve ser sistemática com a prescrição de um AINE.

I-8-2. Efeitos renais [2,34,47-49].

As mais comuns são de início precoce, dependentes da dose e resultado da inibição da Cox renal.

- Insuficiência renal aguda (IRA): A IRA tende a ocorrer em doentes idosos ou em doentes com hipovolémia. Os factores de risco são :
- tratamento com diuréticos, inibidores da enzima de conversão ou antagonistas da angiotensina II;
- desidratação;
- dieta desodificada;
- insuficiência cardíaca.

■ Hipertensão devido a retenção de líquidos: a tensão arterial deve ser monitorizada durante o tratamento prolongado.

■ Insuficiência renal crónica: Pode ocorrer insuficiência renal crónica devido a nefropatia tubulointersticial crónica com o tratamento a longo prazo com AINEs. É necessário monitorizar a taxa de filtração glomerular durante o tratamento prolongado.

I-8-3. Efeitos cardiovasculares [2,34,50].

■ **Risco trombótico arterial**

Os efeitos trombóticos (enfarte do miocárdio e acidente vascular cerebral) dos inibidores da Cox-2 são baixos (3 a 4 eventos por 1000 doentes-ano), embora este risco tenha sido confirmado em numerosos estudos. No entanto, todos os AINE, especialmente os utilizados em doses elevadas, podem ser responsáveis por trombose arterial, com um risco maior para os coxibes e o diclofenac e, em menor grau, para o ibuprofeno, de acordo com dados de meta-análises de ensaios aleatórios. Com o naproxeno, o risco parece ser menor. Os dados actuais sugerem que este risco existe mesmo com prescrições de curto prazo.

- **Insuficiência cardíaca**

A insuficiência cardíaca associada aos AINEs é mais provável em doentes com antecedentes de qualquer tipo de doença cardíaca. A utilização de AINEs em doentes idosos que tomam diuréticos está associada ao dobro do risco de hospitalização por insuficiência cardíaca.

- **Risco de tromboembolismo**

A prescrição de AINEs parece estar associada a um aumento do risco relativo de eventos tromboembólicos (trombose venosa profunda e embolia pulmonar).

I-8-4. Efeitos gineco-obstétricos [2,9,34,39,41].

Ao inibir a Cox-2, os AINE têm um efeito tocolítico. Expõem o feto ao encerramento prematuro do canal arterial e à insuficiência renal a partir do sexto mês de gravidez. Durante a gravidez, o nível de PGF2α, sintetizado no útero, aumenta até atingir uma determinada concentração, desencadeando o parto. Quando se utiliza um AINE, os níveis de PGF2α aumentam menos rapidamente devido à inibição da sua síntese. Por conseguinte, a duração da gravidez e do parto será prolongada nas mulheres grávidas que tomam AINE.

I-8-5. Efeitos hematológicos [2,38,51].

Os problemas de hemostase devem-se principalmente ao ácido acetilsalicílico, mesmo em doses baixas. Os acidentes citotóxicos são sobretudo observados com os pirazóis. Podem tratar-se de efeitos secundários benignos, detectados por testes hematológicos (anemia, leucopenia, trombocitopenia) ou de acidentes graves, felizmente raros mas frequentemente imprevisíveis, com uma evolução por vezes fatal (anemia hemolítica, agranulocitose, aplasia da medula óssea, fatal em 50% dos casos).

I-8-6. Efeitos mucocutâneos [2,34,52,53].

Os AINE podem causar reacções de hipersensibilidade alérgicas e não alérgicas. As reacções alérgicas são causadas por uma variedade de mecanismos: raramente anafilaxia, ativação de linfócitos ou fotossensibilização. Estas últimas, mais frequentes, implicam um desequilíbrio na via de degradação do ácido araquidónico. A causa real é ainda desconhecida, mas foi observada uma deficiência de prostaglandina E2, um excesso de leucotrienos cisteínicos e alguns polimorfismos genéticos. Podem manifestar-se sob a forma de prurido, urticária e erupções cutâneas diversas, mas também de rinite, broncospasmo e até angioedema ou choque anafilático. Existe também um risco raro de dermatites graves, como a síndroma de Lyell ou de Stevens-Johnson. A síndrome de Widal foi descrita como uma combinação de alergia ao ácido acetilsalicílico, asma e polipose nasossinusal.

I-8-7. Efeitos hepáticos [2,34,54]

Podem ocorrer: os AINE podem ser responsáveis por hepatite, alterações transitórias e reversíveis dos parâmetros hepáticos (aumento das transaminases, bilirrubina). Se as alterações da função hepática persistirem ou se agravarem, ou se surgirem sinais clínicos de insuficiência hepática, o AINE deve ser descontinuado.

I-8-8. Efeitos pulmonares [2,46,55]

A utilização de AINEs em doentes predispostos, como os asmáticos, pode exacerbar a broncoconstrição. Este efeito indesejável deve-se, por um lado, à inibição da síntese de PGE2, um potente broncodilatador, e, por outro lado, à orientação do ácido araquidónico para a síntese de outro tipo de prostanóide com atividade broncoconstritora.

II- AUTO-MEDICAÇÃO

II-1. ANTECEDENTES

Etimologicamente, a automedicação é composta por duas palavras: um prefixo "autos" que significa "si mesmo" em grego e "medicatio" que significa o uso de um remédio em latim [56].

Segundo a OMS, "a automedicação é a utilização de um medicamento por um indivíduo, por sua própria iniciativa ou de um membro da família, para tratar uma doença ou um sintoma identificado por si próprio, sem recorrer a um profissional de saúde". A automedicação pode envolver tanto a medicina moderna como a tradicional [10].

A associação francesa da indústria farmacêutica para a automedicação responsável (AFIPA) adoptou a mesma definição e acrescentou que "a reutilização de um medicamento prescrito sem o conselho de um profissional de saúde não é considerada automedicação responsável: é uma prática perigosa e contrária à utilização adequada dos produtos de saúde". [57]. A autora compara o termo "automedicação responsável" ao "autocuidado", que "se refere ao facto de o indivíduo assumir a responsabilidade pela sua própria saúde, incluindo a prevenção, o ambiente, um estilo de vida saudável, uma alimentação saudável e, por conseguinte, uma automedicação responsável" [57]. A automedicação responsável implica a utilização racional da capacidade de autocuidado do doente e exclui práticas perigosas para a saúde [58-60].

De acordo com o Conseil National de l'Ordre des Médecins (CNOM): utilização sem receita médica por indivíduos, para si próprios ou para os seus familiares e por sua própria iniciativa, de medicamentos considerados como tal e que tenham recebido autorização de comercialização, com a possibilidade de assistência e aconselhamento por parte dos farmacêuticos [61].

A definição da OMS pode ser utilmente completada pela definição da Diretion de la Recherche des Études et de l'Évaluation des Statistiques (DRESS) de 2001, que descreve as diferentes facetas da automedicação: a automedicação é um termo genérico que pode descrever realidades muito diferentes. O comportamento de um indivíduo face a um problema de saúde é automedicação se ele decidir não procurar o conselho de um profissional de saúde para escolher e seguir um tratamento. O tratamento é então da exclusiva responsabilidade do indivíduo. Na prática, qualquer medicamento pode ser utilizado sem aconselhamento médico, por exemplo, através da utilização do armário dos medicamentos, quer o produto necessite ou não de receita médica. Do mesmo modo, todos os medicamentos podem ser prescritos por um médico, independentemente das condições regulamentares em que são dispensados [62].

II-2. ACTORES DA AUTOMEDICAÇÃO

II-2-1. O paciente [22,63,64]

Progressivamente, tornaram-se agentes activos na sua própria saúde e nos cuidados de saúde, com maior acesso à informação, aos conhecimentos médicos e, em alguns casos, mesmo à perícia médica. São os principais responsáveis pela auto-medicação. São os primeiros a identificar um sintoma ou uma doença e tomam a iniciativa de escolher eles próprios um medicamento, sem aconselhamento médico, para encontrar alívio.

II-2-2. O médico [22,58,63]

O médico contribui para os cuidados globais do doente ("cuidados em colaboração") e tem um papel a desempenhar na prestação de informações e conselhos, que ultrapassam o quadro limitado de uma receita médica ou de uma patologia específica. Para garantir a máxima segurança dos doentes, os médicos têm também um papel a desempenhar no controlo do consumo de medicamentos, incluindo fora das suas próprias prescrições. Isto inclui a utilização de especialidades de automedicação, bem como de medicamentos do armário de medicamentos. Os doentes nem sempre falam sobre a automedicação e os médicos, muitas vezes devido a limitações de tempo, não explicam necessariamente que o medicamento não deve ser tomado sem aconselhamento médico. De facto, a informação a dar, específica da consulta, é muitas vezes já densa e a adição de uma mensagem de prevenção sobre a automedicação, antecipando um comportamento, parece difícil de conseguir. No entanto, os médicos têm o dever de informar os seus pacientes. Isto corresponde à sua obrigação pedagógica de informar os pacientes e à sua responsabilidade no domínio da saúde. **II-2-3. O farmacêutico** [22,58,63,65]

Os farmacêuticos são os únicos profissionais de saúde capazes de cruzar o historial de medicação ou o estado clínico de um doente com o desejo do doente de obter um determinado medicamento não sujeito a receita médica. A sua relação próxima com o doente significa que se encontram numa posição privilegiada para ajudar a prevenir certos riscos para o doente. Embora um dos papéis do farmacêutico seja o de dispensar medicamentos, ele tem um "*dever especial de aconselhamento quando dispensa medicamentos que não requerem receita médica*". O seu papel de aconselhamento, informação e orientação do doente faz dele um dos pilares do desenvolvimento da automedicação.

II-2-4. Intervenientes terceiros [25,66,67]

Os doentes recorrem muito às experiências das pessoas que os rodeiam, bem como a outras pessoas que sofrem dos mesmos sintomas. Quer se trate de um familiar ou de um amigo, das redes sociais ou da publicidade, estes desempenham um papel importante no incentivo à automedicação dos doentes, sugerindo-lhes alternativas terapêuticas.

II-2-5. Indústrias farmacêuticas [63,68]

Os medicamentos são atualmente promovidos através de estratégias de marketing altamente sofisticadas, em que o médico prescritor já não é necessariamente a figura central. A publicidade farmacêutica dirige-se cada vez mais ao grande público, contribuindo para redefinir as fronteiras da doença e favorecendo a medicalização da vida quotidiana.

II-2-6. Autoridades públicas [69,70]

A automedicação foi defendida pelos poderes públicos por razões económicas: para reduzir o custo dos seguros de saúde e libertar as salas de espera dos médicos para as doenças menores.

II-3. CAUSAS DA AUTOMEDICAÇÃO [22,25-27,63,69-74]

São várias as razões que levam as pessoas a recorrer à automedicação, incluindo o seu conhecimento e a sua perceção dos sintomas sentidos pelo doente. Estes factores variam em função do nível sociocultural, da capacidade de observação, das crenças, da educação, dos aspectos psicológicos e da publicidade. A automedicação pode ser justificada pelas seguintes razões:

- Conhecimento
- Insatisfação com a profissão de médico
- Assumir a responsabilidade pela sua doença
- A automedicação como fenómeno social
- Depressão e ansiedade
- Acesso fácil aos medicamentos
- Gestão do tempo
- Factores económicos
- Publicidade

II-4. FONTES DE AUTO-MEDICAÇÃO [18,24,25,75-79]

As principais fontes de auto-medicação são :

■ Medicamentos comprados sem receita médica na farmácia

■ Medicamentos recomendados pelo farmacêutico

■ Medicamentos prescritos por um médico, cujo excedente é conservado e reutilizado (farmácia familiar)

■ Medicamentos fornecidos por familiares e amigos

■ Medicamentos nas farmácias de rua

II-5. RISCOS DA AUTO-MEDICAÇÃO [10,22,69,71,75,79-82].

Os riscos dependem dos medicamentos utilizados, das co-morbilidades do doente, de uma condição não patológica que exija precauções especiais (gravidez, *etc.*), das combinações de medicamentos e da duração da auto-medicação, o que pode levar a um atraso no diagnóstico. Isto pode resultar em :

■ Um autodiagnóstico com uma elevada probabilidade de estar incorreto.

■ Mesmo um diagnóstico correto pode ser seguido de uma escolha incorrecta do tratamento.

■ Os consumidores não saberão se pertencem a um grupo específico de risco de efeitos secundários graves, como as mulheres grávidas, as pessoas com sistemas imunitários enfraquecidos, os idosos, etc.

■ O leigo não terá conhecimento das contra-indicações, advertências e precauções que podem conduzir a efeitos secundários graves.

■ Incapacidade de reconhecer reacções adversas em curso

■ Existe o risco de dupla medicação (se um doente já estiver a tomar a mesma substância ativa com um nome diferente) ou de interações medicamentosas prejudiciais com outros medicamentos tomados ao mesmo tempo.

■ Risco de via/modo de administração incorreto do medicamento

■ Dosagem inadequada ou excessiva com risco de dependência e abuso

■ O risco de escassez de medicamentos para pessoas que realmente precisam deles para outras doenças.

■ Armazenamento em condições incorrectas ou para além do prazo de validade recomendado

■ Atraso no diagnóstico da doença em causa, nomeadamente em caso de automedicação prolongada

II-6. VANTAGENS DA AUTO-MEDICAÇÃO [57-59,75].

■ Dá aos doentes um sentido de responsabilidade e ajuda-os a ter um interesse renovado pela sua saúde.

■ Tratamento rápido dos sintomas.

Para as patologias benignas, isto significa "menos tempo de espera para os médicos de clínica geral, que têm assim mais tempo para tratar os doentes com patologias graves que exigem um acompanhamento regular".

Capítulo 2

Doentes e método

1. PACIENTES

I-1. Âmbito do estudo

O serviço de reumatologia do CHU de Cocody em Abidjan foi o local do nosso estudo. É composto por uma unidade de internamento com 26 camas e uma unidade de consulta para o diagnóstico e o acompanhamento dos doentes. Juntamente com Bouaké, este é o único serviço de reumatologia da Costa do Marfim.

I-2. Duração do estudo

[er]Os doentes foram recrutados durante um período de 6 meses, de 1 de fevereiro de 2023 a 31 de julho de 2023.

I-3. População estudada

I-3-1. Critérios

Recrutámos doentes que preenchiam os seguintes critérios:

- **Critérios de inclusão**

- Qualquer doente com dores osteoarticulares que tenha assistido a uma consulta de reumatologia pelo menos uma vez.

- Qualquer doente que se tenha auto-medicado com AINEs para dores osteoarticulares, independentemente da via de administração, da duração da utilização ou do tempo de uso do medicamento.

Critérios de não-inclusão

❖ Qualquer doente que não consiga identificar o AINE utilizado.

I-3-2. Amostragem

O tamanho mínimo da nossa amostra era de 310. Este número foi calculado com base numa prevalência esperada de 72% (encontrada num estudo realizado em Abidjan sobre os factores que determinam o consumo de drogas de rua nas zonas urbanas [27]), um intervalo de confiança de 95% e uma margem de erro de 5%.

A fórmula utilizada para calcular a dimensão da amostra foi a fórmula de Swartz:

$$N = \frac{z^2}{m^2} * p(1 - p)$$

❖ N = dimensão da amostra

❖ z = 1,96 para um nível de confiança de 95%.

❖ **p** = proporção estimada da população que possui a caraterística

❖ **m** = 5% de margem de erro tolerada

$$N = \frac{1{,}96^2}{0{,}05^2} \times 0{,}72\,(1\text{-}0{,}72) = 310$$

II. MÉTODO

II-1. Tipo de estudo

Trata-se de um estudo descritivo e analítico de carácter transversal.

II-2. Recolha de dados

Os dados foram recolhidos através de um formulário pré-estabelecido.

Analisámos os seguintes parâmetros:

■ Dados sócio-demográficos: frequência hospitalar, idade, sexo, categoria sócio-profissional, estado civil, nível sócio-económico (NSE), nível de escolaridade e origem;

■ Dados clínicos: história do doente, motivo da utilização das DORES, natureza da dor (início, momento, intensidade, localização, duração)

■ Dados terapêuticos: medicamentos (nomes das moléculas, classes de AINE, duração da utilização de AINE), fonte de abastecimento, motivos da automedicação, resultados sobre a dor.

II-3. Análise dos dados

Os dados foram introduzidos e analisados com recurso ao software SPSS versão 25. A descrição simples da amostra foi possível através do cálculo de proporções e médias. O teste Chi2 foi utilizado para comparar proporções e determinar a existência de associações entre factores sociodemográficos, clínicos e terapêuticos e a automedicação. O teste de Fisher foi utilizado quando apropriado. O teste paramétrico ANOVA foi utilizado para comparar as médias das variáveis quantitativas nos grupos de doentes que se automedicaram ou não. O risco de erro foi fixado em 5%. Foi calculado o Odds Ratio (OR) para determinar a relação entre os factores sociodemográficos e clínicos e a automedicação.

Para a parte analítica, formámos e comparámos dois grupos:

■ Um grupo de doentes que se auto-medicam;

■ Um grupo de controlo de doentes que não se automedicaram.

Comparámos os factores sociodemográficos e clínicos entre estes dois grupos para identificar os factores associados à automedicação.

II-4. Considerações éticas

A confidencialidade e o anonimato das pessoas inquiridas foram respeitados.

II-5. Limites do estudo

Este trabalho foi efectuado no único serviço de reumatologia de Abidjan. Apesar do carácter confidencial e anónimo do estudo, foi-nos difícil verificar a veracidade das respostas dadas pelos inquiridos. Embora a amostra fosse grande, não reflecte a realidade da Costa do Marfim.

II-6. Definições operacionais

- **O pessoal profissional e de direção** é uma categoria de pessoas com poder de decisão, capacidade de conceção e iniciativa. São obrigados a trabalhar mesmo para além do horário de trabalho autorizado, sem esperar necessariamente uma remuneração. Dividem-se em :

- Quadros superiores: incluindo certas profissões como professores do ensino superior, quadros administrativos, médicos, etc.

- Quadros intermédios: as pessoas que fazem o trabalho. Executam o que é decidido pelas pessoas acima mencionadas. Aqui, as horas extraordinárias são pagas. Incluem os professores, as parteiras e as secretárias.

- **O sector informal** é um conjunto de actividades de produção de bens e serviços não estruturados (operários, comerciantes, agricultores, técnicos de superfície, hoteleiros, caixas, empregados de balcão).

- **Nível de educação**: refere-se ao nível de educação mais elevado atingido pelo doente depois de deixar a escola.

- Nível superior: doentes que prosseguiram os seus estudos para além do baccalauréat.

- Nível secundário: pessoas entre o 6º e o último ano do ensino secundário.

- Nível primário: entre CP1 e CM2.

- **O nível socioeconómico (SEL)** foi definido arbitrariamente com base no salário mínimo interprofissional garantido (75.000F CFA=115,38 euros).

- Nível socioeconómico baixo: se o doente tiver menos de 250.000 F CFA (382 euros) por mês

- Nível socioeconómico médio: entre 250.000 francos CFA e 500.000 francos CFA (763 euros) por mês.

- Nível socioeconómico elevado: quando o doente tinha mais de 500.000 francos CFA por mês.

- **O estado civil** refere-se aqui ao estado civil de uma pessoa. Assim, registamos :

- Solteiros: pessoas que vivem sozinhas e nunca foram legalmente casadas.

- Os casados: os que estão legalmente unidos pelo matrimónio

- Coabitantes: pessoas que vivem juntas como um casal mas não são legalmente casadas.

- Divorciados: pessoas que vivem sozinhas, que se separaram do cônjuge e romperam o contrato de casamento.

- Um viúvo é uma pessoa que vive sozinha e cujo cônjuge legal faleceu.
- **A intensidade da dor** foi avaliada através de uma escala numérica de 0 a 10.
- A dor severa corresponde a uma dor maior ou igual a 7.
- A dor moderada foi definida como uma dor entre 4 e 6.
- A dor ligeira foi definida como uma dor entre 1 e 3.

Capítulo 3

Resultados

I. DADOS GERAIS

I-1. Caraterísticas sócio-demográficas

I-1-1. Frequência hospitalar

A incidência hospitalar de automedicação com AINEs foi de 76,67%, ou seja, 388 num número total de doentes.

506 doentes recrutados durante o período de estudo.

I-1-2. Idade

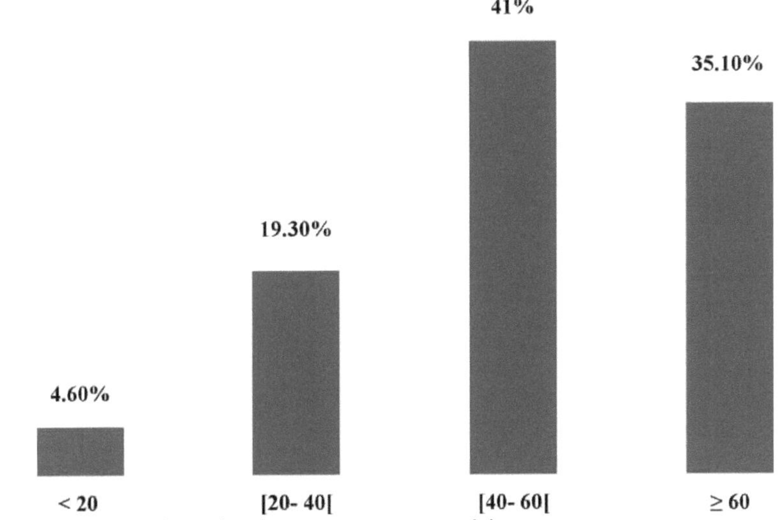

Figura 2: Repartição dos doentes por grupo etário

O grupo etário dominante foi o dos 40 anos ou mais (76,10%).

Idade média: 52 +/- 16 anos [extremos: 8 e 84 anos].

I-1-3. Tipo

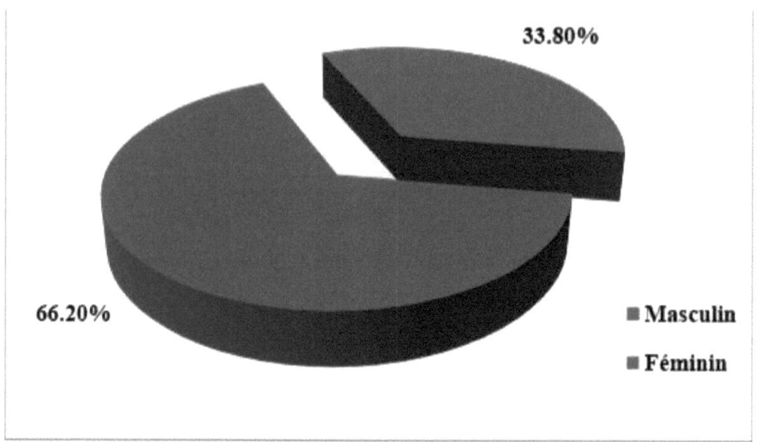

Figura 3: Repartição dos doentes por género

O sexo feminino predominou (66,20%), com uma razão de sexo (M/F) de 0,51.

I-1-4. Estado civil

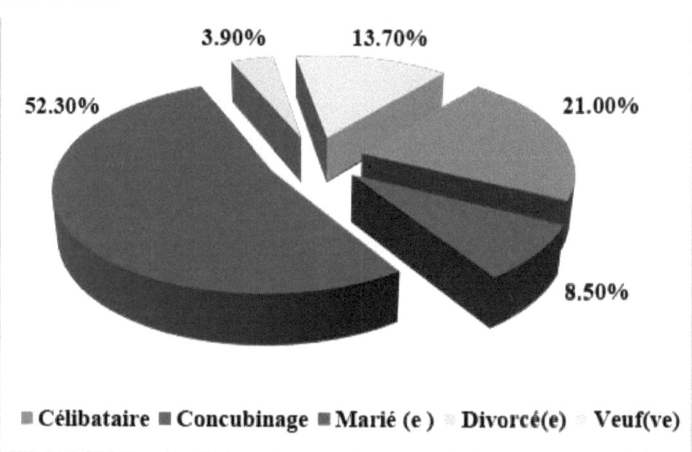

Figura 4: Repartição dos doentes por estado civil
Pouco mais de metade dos doentes eram casados (52,30%).

I-1-5. Nível socioeconómico (NSE)

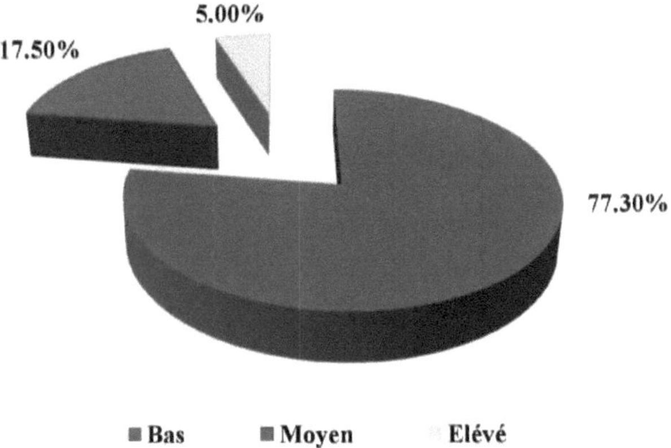

Figura 5: Repartição dos doentes por estatuto socioeconómico
A maioria dos doentes apresentava um NSE baixo (77,30%).

I-1-6. Nível de estudos

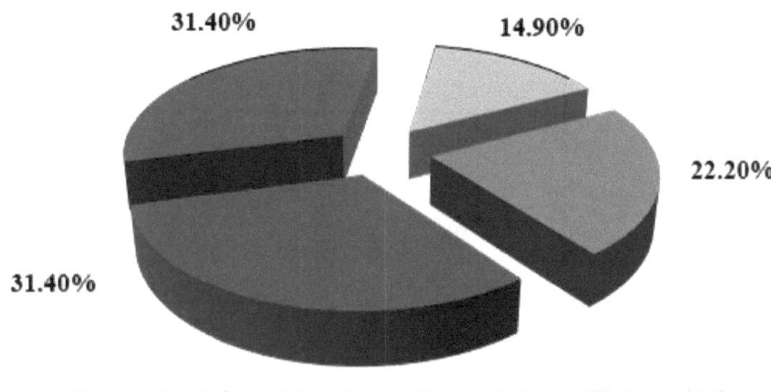

Figura 6: Repartição dos doentes por nível de ensino
Os doentes que frequentavam a escola representavam 85,10% da nossa
população de doentes.

I-1-7. Fonte

Quadro VI: Repartição dos doentes por zona de origem

Área de origem	Força de trabalho		Percentagem
Zonas rurais	43	11,1	
Zona urbana	**345**	**88,9**	
Total	388	100	

A maioria dos nossos doentes vivia em zonas urbanas (88,9%).

I-1-8. Categorias socioprofissionais

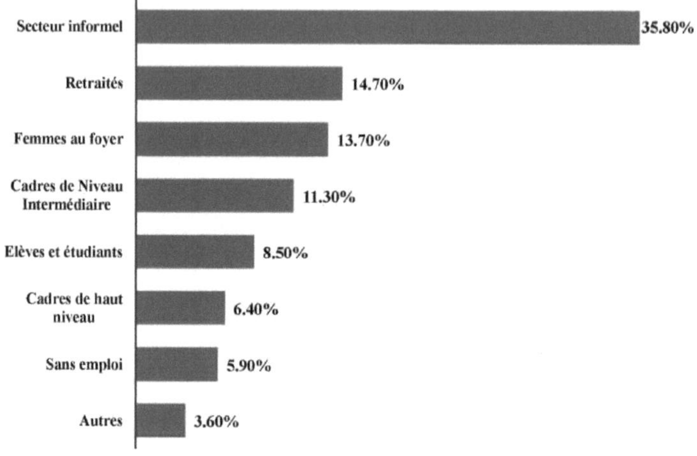

Figura 7: Repartição dos doentes por categoria socioprofissional

A categoria socioprofissional dominante é a do sector informal (35,80%).

I-2. Caraterísticas clínicas

I-2-1. Antecedentes

Quadro VII: Repartição dos doentes por comorbilidade

Comorbilidades	Força de trabalho	Percentagem
HTA	**100**	**25,77**
UGD	**58**	**14,94**
Diabetes	38	9,8
Infecções	14	3,6
Doença das células falciformes	5	1,3

As principais comorbilidades foram a hipertensão (25,77%) e a úlcera péptica (14,90%).

I-2-2. Razões para a utilização de AINEs

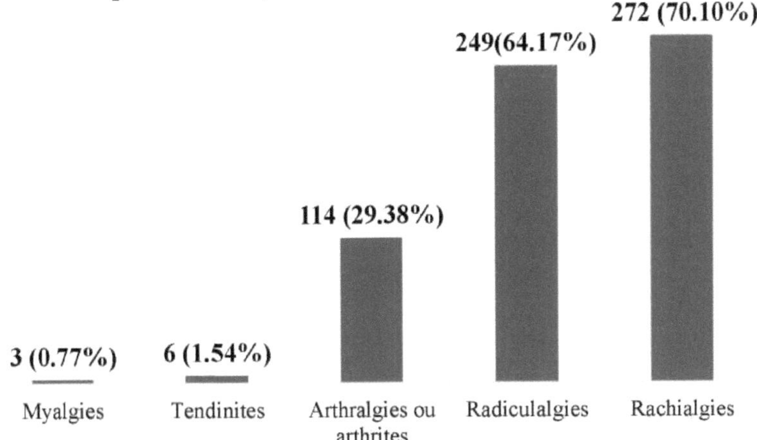

Figura 8: Repartição dos doentes por motivo de utilização de AINE

A maioria dos AINEs foi utilizada para dores na coluna (70,10%) e dores na coluna com radiculalgia (64,17%).

I-2-2-1. Diferentes localizações da dor na coluna vertebral

Quadro VIII: Repartição dos doentes por localização da dor na coluna vertebral

Dores na coluna vertebral	Força de trabalho	Percentagem
Dor no pescoço	21	7,70
Dores de costas	61	22,40
Dor lombar	**236**	**86,80**
Fessalgia	01	0,40

A dor lombar foi a dor mais comum na coluna (86,80%).

I-2-3. Natureza da dor
I-2-3-1. Calendário

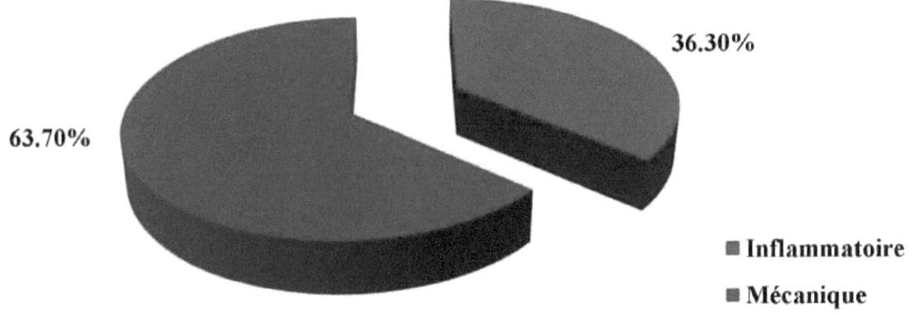

Figura 9: Repartição por horário da dor

A dor mecânica predominou (63,70%).

I-2-3-2. Modo de arranque

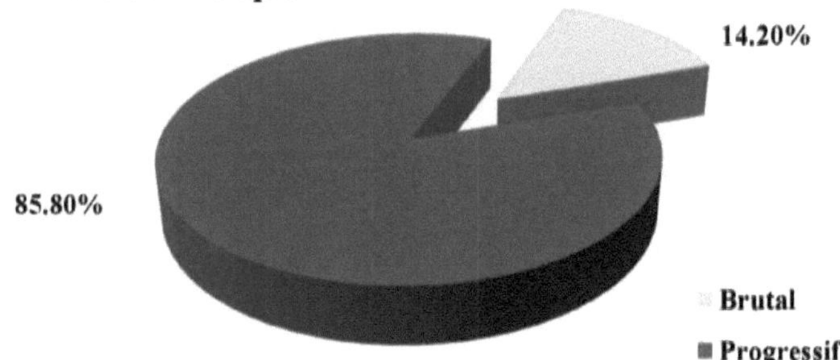

Figura 10: Distribuição por modo de início da dor

A dor instalou-se gradualmente na maioria dos casos (85,80%).

I-2-3-3. Sede

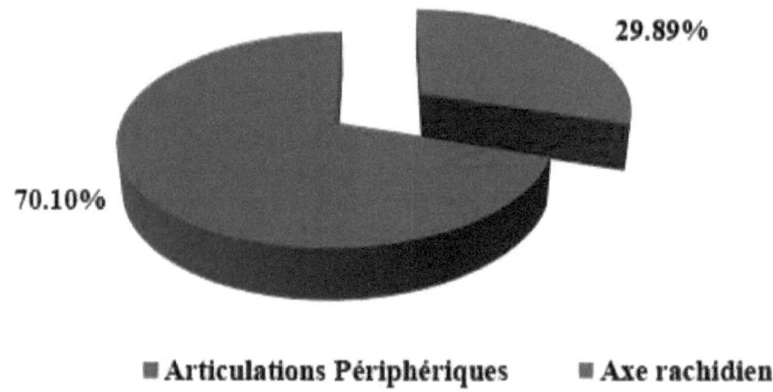

Figura 11: Distribuição de acordo com o local da dor A maior parte da dor foi axial (70,10%).

I-2-3-4. Tempo de desenvolvimento

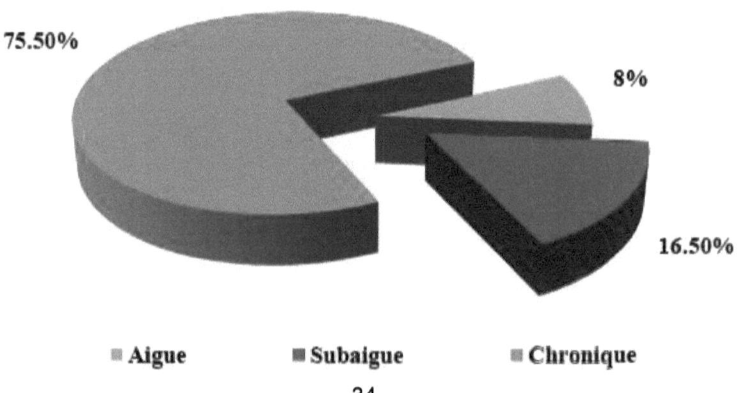

<u>**Figura 12**</u>: Distribuição por duração dos sintomas

A maioria dos doentes apresentava sintomas com uma duração superior a três meses (75,50%).

I-2-3-5. Intensidade da dor

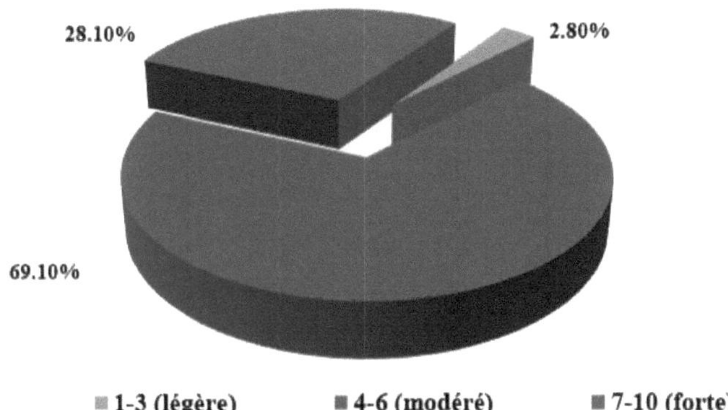

<u>**Figura 13**</u>: Distribuição de acordo com a intensidade da dor A maioria dos doentes tinha dor de intensidade moderada (69,10%).
).

I-3. Caraterísticas terapêuticas

I-3-1. Tipo de AINEs utilizados

<u>**Quadro IX**</u>: Repartição por classe de AINEs utilizados

Classe terapêutica	Trabalhadores	Percentagem
Arilcarboxílico	**346**	**89,2**
Oxicams	26	6,7
Fenamatos	08	2,1
Coxibs	26	6,7
Salicílico	01	0,3

Os AINEs mais utilizados pertencem à família dos arilcarboxílicos (89,2%).

I-3-2. Moléculas de AINEs consumidas

<u>**Quadro X**</u>: Repartição por molécula de AINE utilizada

	Força de trabalho	Percentagem
Diclofenac	**296**	**76,28**
Ibuprofeno	46	11,85
Aceclofenac	29	7,47
Cetoprofeno	29	7,47
Piroxicam	30	7,70
Ácido niflúmico	08	2,06
Etoricoxib	14	3,60

| Celecoxib | 12 | 3,09 |
| Ácido acetilsalicílico | 01 | 0,25 |

O AINE mais utilizado foi o diclofenac (76,28%).

I-3-3. Duração do consumo de AINEs

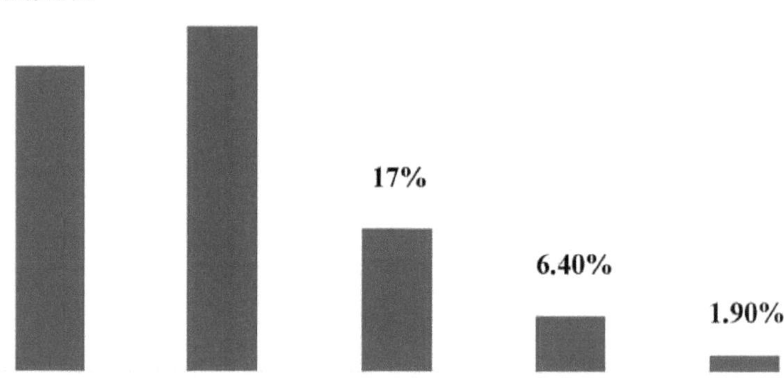

Figura 14: Distribuição por duração da utilização de AINEs

A maioria dos AINEs foi tomada entre 1 e 13 dias (75,20%).

I-3-4. Local de fornecimento de AINEs

Tableau XI: Distribuição por local de fornecimento de AINEs

Local de fornecimento	Força de trabalho	Percentagem
Farmácia	**295**	**76**
Arruda	200	51,5
Terceiros	36	9,3
Farmácia familiar	38	9,8

As farmácias (76%) e a rua (51,5%) foram as principais fontes de AINEs.

I-3-5. Motivos da automedicação

Tableau XII: Repartição por motivo de auto-medicação

	Força de trabalho	Percentagem
Acessibilidade (espaço e tempo)	**259**	**66,85**
Aconselhamento de terceiros	**205**	**52,83**
Eficaz com base na experiência anterior	165	42,5
Falta de recursos financeiros	143	36,85
Dispensa sem receita médica	112	28,9
Vendas a retalho	24	6,2
Idênticos aos vendidos nas farmácias	14	3,6

As razões apontadas pelos doentes para a automedicação foram a acessibilidade

(66,85%) e o aconselhamento de terceiros (52,83%).

Tableau XIII: Distribuição por fonte de aconselhamento sobre automedicação

	Força de trabalho	Percentagem
Amigos	**133**	**64,87**
Publicidade	42	20,48
Família	30	14,63

A maioria das pessoas foi influenciada pelos amigos (64,87%).

I-3-6. Eficácia sobre a dor

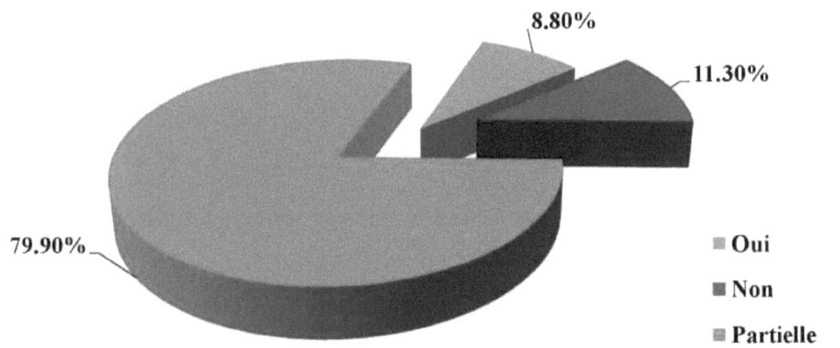

Figura 15: Distribuição de acordo com a eficácia dos AINEs na dor

A automedicação com AINEs foi apenas parcialmente eficaz na redução da dor na maioria dos doentes (79,90%).

I-3-7. Satisfação

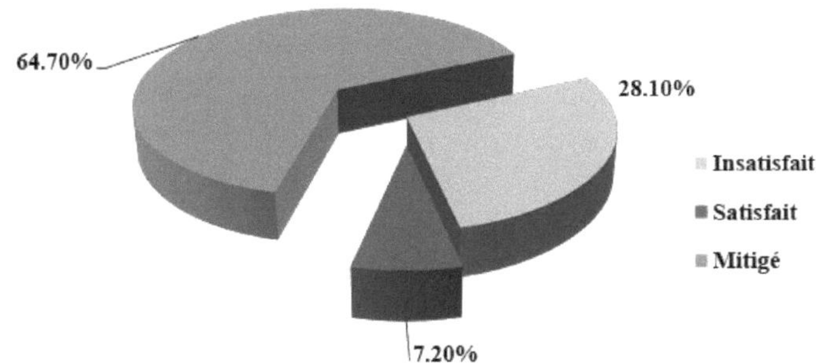

Figura 16: Distribuição de acordo com a satisfação dos doentes após a toma de AINEs

Mais de metade dos doentes apresentaram uma satisfação mista após a toma de AINE.

I-3-8. Avaliação pelos doentes da sua automedicação

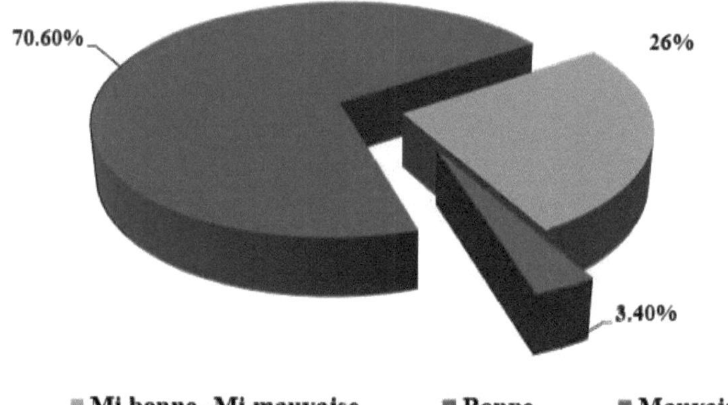

Figura 17: Distribuição de acordo com a avaliação que os doentes fazem da sua automedicação

A maioria dos doentes pensava que as suas atitudes estavam erradas.

II-DADOS ANALÍTICOS

II-1. Caraterísticas sócio-demográficas

Quadro XIV: Associação entre factores sociodemográficos e automedicação

Factores sócio-demográficos	Auto-medicação (+)	Auto-medicação (-)	OU (IC 95%)	P
Idade média	52 ±16	53±14,7		0,341
GéneroMasculino	131	33		0,143
Feminino	257	85		
Nível de estudos				
Crianças em idade escolar	330	95	1,109	**0,046**
Não inscrito	58	23	(1,026-1,348)	
Estado civil				
Individual	84	24		
Coabitação	33	7		0,823
Divorciado	15	5		
Casado	203	62		
Viúva	53	20		
Fonte				
Rural	43	10		0,267
Urbano	345	108		
Nível socioeconómico económico				
Baixo	300	97	1,158	**0,039**

| Médio/educado | 88 | 21 | (1,052-1,543) |

(+): Presença   (-): Ausência

O nível de escolaridade e o estatuto socioeconómico foram significativamente associados à automedicação, com valores de p de 0,046 e 0,039, respetivamente.

II-2. Caraterísticas clínicas

Quadro XV: Associação entre as caraterísticas da dor e a automedicação

Tipo de dor	Auto-medicação (+)	Auto-medicação (-)	OU	P
Horário				
Engenharia mecânica	247	80		0,239
Inflamatório	141	38		
Modo de arranque				
Brutal	55	17		0,308
Progressivo	333	46		
Evolução				
Afiado	31	12		
Subaigue	64	20		0,751
Crónica	293	86		
Intensidade				
Ligeiro	11	8	1,448	**0,011**
Moderado	268	83	(1,184-2,207)	
Grave	109	27		

A intensidade da dor foi significativamente associada à auto-medicação.

Capítulo 4

Discussão

I-1. CARACTERÍSTICAS SÓCIO-DEMOGRÁFICAS

■ A incidência hospitalar de automedicação com AINEs foi de 76,67%, ou seja, 388 dos 506 doentes recrutados durante o período de estudo. Estes resultados foram consistentes com os relatados na literatura da África Subsariana, Norte de África, Ásia e Oceânia, onde os valores variaram entre 59% e 81,8% [19,23,24,27,83-86]. No entanto, em alguns estudos da África Subsariana, as proporções foram significativamente inferiores às nossas, particularmente no Burkina Faso (52,60%) e nos Camarões (37,5%) [80,87]. Esta diferença em relação aos estudos do Burkina Faso e dos Camarões pode ser explicada pelo facto de estes se terem baseado apenas nas farmácias e não terem tido em conta os medicamentos de rua ou os disponíveis à mão, que constituem uma importante fonte de abastecimento para a automedicação. De acordo com o Banco Mundial, em 2015, mais de metade dos pobres vivia na África Subsariana e mais de 85% na África Subsariana e no Sul da Ásia [88]. Este facto pode explicar a sua fraca capacidade de procurar cuidados e, por conseguinte, os níveis muito baixos de despesas de saúde eficazes e adequadas. A decisão de consultar um médico assim que surge um sintoma depende em grande medida dos recursos financeiros disponíveis. A este facto acrescem as desigualdades em matéria de saúde e de acesso aos cuidados, que continuam a ser consideráveis. Uma das principais consequências desta falta de acesso aos cuidados de saúde é a relutância em recorrer aos centros de saúde como primeira linha de defesa. Parece muito fácil tomar a iniciativa de se automedicar com AINE quando se está perante uma dor que causa desconforto, tanto mais que o AINE será utilizado para aliviar a dor.

■ O grupo etário dominante foi o dos 40 anos ou mais (76,10%), com uma idade média de 52 +/- 16 anos, que se aproxima dos valores registados por Nessib et al na Tunísia (56 anos) [67]. Na maioria dos estudos africanos e asiáticos, foram encontrados adultos jovens, com idades compreendidas entre os 33 e os 42,4 anos.
[19,24,26,83,89,90]. Na Europa, particularmente em França, os indivíduos eram idosos (62 anos) [91]. Esta variação pode ser explicada pela juventude da

população africana e pelo envelhecimento da população ocidental [92,93]. Isto pode explicar o facto de não ter havido uma associação significativa entre a idade e a automedicação no nosso estudo.

■ Houve um predomínio de mulheres (66,20%) com uma razão de sexo (M/F) de 0,51. Esta predominância também foi encontrada em vários estudos [26,53,63,66,69,75,76,85,90,94-96]. Existem várias razões possíveis para esta predominância entre as mulheres: pensa-se que a dor resulta dos vários movimentos e posturas diárias das mulheres, que são as donas de casa. São donas de casa e trabalham no sector informal, o que implica posturas inadequadas prolongadas que causam dor. Os AINEs estão mais facilmente disponíveis do que ir a um centro de saúde, por vezes para poupar tempo. As mulheres também têm um limiar de dor mais baixo do que os homens, o que explica o facto de as mulheres utilizarem muito mais medicamentos do que os homens para a mesma quantidade de dor [97,98]. Pensa-se que esta desigualdade entre os sexos é sustentada por factores hormonais: a testosterona reduz a atividade nociceptiva excitatória, ao passo que o estrogénio e a progesterona (as hormonas dominantes nas mulheres) têm um efeito pronociceptivo, reduzindo a componente inibitória da dor [97,98]. No entanto, o nosso estudo não revelou qualquer relação entre o género e a automedicação.

■ A maioria dos nossos doentes frequentava a escola (85,10%). A mesma observação tem sido feita na literatura, com taxas de até 100% dependendo do estudo [19,22-24,66,75,83,89,90,96]. Parecia paradoxal que doentes com um bom nível de educação recorressem à auto-medicação. Estes doentes, aparentemente com um bom nível de escolaridade, atribuíam a si próprios o direito de se tratarem, apesar de não pertencerem à profissão médica. Será orgulho ou preguiça de honrar uma consulta? A isto junta-se a informação disponível e acessível nas redes sociais, nos meios de comunicação social e na Internet. Daí a associação significativa entre o nível de escolaridade e a automedicação no nosso estudo.

■ O nível socioeconómico era baixo na maioria dos nossos doentes (77,30%), tal como na literatura com Shafi et al na Etiópia (60%), Abdelmoneim et al no Sudão (74,20%), Angbo-Effi et al na Costa do Marfim (85,18%), Gupta et al na Índia (91,3%) e pode estar relacionado com as modestas condições económicas da maioria dos nossos doentes, tal como na maioria dos países subsarianos [23,24,27,95]. A automedicação oferece uma "falsa" alternativa barata às pessoas que não podem pagar uma consulta. Por conseguinte, é frequentemente a primeira reação à doença entre as pessoas com baixos rendimentos. No nosso estudo, verificou-se uma associação significativa entre o nível socioeconómico e a automedicação.

■ Pouco mais de metade dos doentes eram casados (52,30%). Os nossos dados estão próximos dos de Sallam et al no Egito (61,7%), Shafi et al na Etiópia (67,5%), Divya et al na Índia (73%) [24,83,90]. No entanto, eram mais elevados do que os de Gobir et al na Nigéria, Ndol et al na RDC, Makita-Ikouaya et al no Gabão e Al-Ghamdi et al na Arábia Saudita, que encontraram 44%, 40,6%, 22% e 24,8%, respetivamente [19,26,85,89]. No nosso estudo, o estado civil não foi significativamente associado à automedicação.

■ A categoria socioprofissional maioritária era a do sector informal (35,80%). A mesma constatação foi feita por Ouané no Mali (32,8%), Souaga et al na Costa do Marfim (33,33%), Gobir et al na Nigéria (39,6%), Hamani no Níger (70%) [28,89,99,100]. Nos países em desenvolvimento, a economia é dominada pelo sector informal, que emprega uma grande parte da população. Trata-se de um sector de atividade insuficientemente estruturado, no qual os trabalhadores vivem do que ganham no dia a dia. É neste sector que os medicamentos de rua se desenvolvem mais facilmente. Os AINEs são acessíveis e estão disponíveis ao balcão. É aquilo a que chamamos "a farmácia no terreno", e o epicentro desta farmácia é o grande mercado de Adjamé, onde existe um espaço dedicado (a zona à volta do antigo cinema Roxy). Toda a gente pode obter AINEs muito facilmente. No entanto, a categoria socioprofissional não foi associada à automedicação no nosso estudo.

■ A maioria dos nossos pacientes vivia em áreas urbanas (88,9%), como foi o caso em vários estudos [24,69,78]. Este facto pode ser explicado pela concentração de instalações médicas nas zonas urbanas. As zonas urbanas são onde se vendem AINEs de venda livre e a retalho.

I-2. CARACTERÍSTICAS CLÍNICAS

■ A hipertensão e a úlcera péptica foram as principais comorbidades encontradas nos pacientes do nosso estudo, em 25,77% e 14,90% dos casos, respetivamente. Isto é consistente com os resultados de Guilliano no Haiti, que encontrou a hipertensão (7,9%) e a úlcera péptica (9,9%) como as principais comorbilidades [76]. Ouedraogo et al, no Burkina Faso, encontraram a úlcera péptica como a principal comorbilidade, mas em proporções inferiores às nossas (7%) [20]. A diferença nas proporções pode ser explicada não só pela maior dimensão da amostra no nosso estudo, mas também pelo facto de a população estudada se automedicar exclusivamente com AINEs. A úlcera péptica é o efeito secundário mais frequente dos AINEs (exceto os coxibes), com toxicidade digestiva comprovada [2,101,102]. Quanto mais velho for o doente, mais prejudicial é a toxicidade. Estudos epidemiológicos mostraram consistentemente que o risco de complicações digestivas aumenta com a idade (úlceras sintomáticas, hemorragia, perfuração, estenose). Este aumento com a idade pode estar ligado à diminuição da resistência da mucosa gastroduodenal às agressões, às alterações da farmacocinética dos AINE (o envelhecimento fisiológico modifica a distribuição, o metabolismo e a eliminação dos AINE) e à polipatologia [102-104].

No que diz respeito à hipertensão, para além das outras causas de hipertensão nos doentes, é de salientar que numerosos estudos demonstraram que os AINE induzem um aumento da pressão arterial de cerca de 4 mm Hg [105,106]. O aumento da pressão arterial é geralmente muito moderado em doentes normotensos (1 a 2 mm Hg) e maior em doentes hipertensos (> 3 mm Hg) [107]. Além disso, o uso de AINEs aumenta o risco relativo de desenvolver hipertensão por um fator de 1,4 [108]. No entanto, os efeitos dos AINEs na pressão arterial dependem do tipo de tratamento anti-hipertensivo utilizado [109,110].

■ A maioria dos AINEs foi utilizada para dores na coluna vertebral (70,10%) e dores na coluna vertebral com radiculalgia (63,40%). A dor lombar foi a dor mais comum na coluna (86,8%). [er]A lombalgia foi também o primeiro motivo de automedicação com AINEs para a dor osteoarticular, mas em menor proporção em Guilliano (17,2%), Sinclair et al (24,8%), Sivry (37,12%), Ouédraeogo et al (37,37%) e Anger (40,3%) [20,63,75,76,94]. A dor na coluna vertebral é o motivo mais frequente de consulta na prática reumatológica, particularmente a dor lombar [111,112]. A região lombar é uma zona móvel e, por isso, está sujeita a elevados níveis de stress mecânico diário, o que pode desgastar a unidade funcional da coluna lombar, cujas propriedades elásticas diminuem durante o processo de envelhecimento.

■ A maioria dos doentes apresentava sintomas com uma duração superior a três meses (75,5%), tal como no estudo de Sinclair et al na Escócia, mas numa proporção inferior (37,5%) [94]. Este facto pode ser explicado pela banalização dos sintomas que podem ser temporariamente aliviados pelos AINEs. Não se verificou uma associação estatisticamente significativa entre a duração da sintomatologia e a automedicação.

■ No nosso estudo, a maioria dos doentes tinha dor de intensidade moderada (69,10%). Chindhalore et al, na Índia, e Ouedraeogo et al, no Burkina Faso, relataram uma maioria de doentes com dor de intensidade grave, respetivamente 45% e 57,6% dos casos [20,113]. Isto pode ser explicado pelo facto de a maioria das doenças reumáticas ter um início progressivo e ser geralmente mais bem tolerada. No nosso estudo, a intensidade da dor esteve associada à automedicação.

I-3. CARACTERÍSTICAS TERAPÊUTICAS

■ O diclofenac foi o AINE mais utilizado no nosso estudo (76,28%), tal como nos estudos de Ndol et al na RDC e Keltoum et al na Argélia [19,22]. Um estudo realizado no nosso contexto em 2013 por Diomandé et al mostrou que o cetoprofeno dominava nessa altura [114]. Isto provaria que a preferência de consumo de AINEs passou do cetoprofeno para o diclofenac em 10 anos na Costa do Marfim. Na Ásia, o diclofenac também dominou, tal como na América do Sul, com 14% e 22%, respetivamente [113,115]. No Ocidente, o ibuprofeno ocupou o primeiro lugar [53,63,116]. Esta diferença pode ser explicada pela grande disponibilidade e acessibilidade do diclofenac tanto nas farmácias como nas "farmácias de rua". É o AINE mais conhecido no nosso contexto, é amplamente prescrito pelo pessoal de enfermagem e tem a maior proporção de medicamentos genéricos.

■ Em termos de duração da utilização, a maioria dos AINEs foi tomada entre 7 e 13 dias (39,90%), em contraste com a literatura em que os AINEs foram quase todos tomados entre 1 e 6 dias [63,76,116]. Esta diferença pode ser explicada pela natureza particular da nossa população de estudo. Tratava-se de doentes reumáticos de meia-idade, a maioria dos quais sofria de dores relacionadas com o stress mecânico e ocupacional diário, ao contrário dos outros estudos em que os AINE foram utilizados para vários tipos de dor, como dismenorreia, cefaleias e sintomas gripais.

■ As farmácias (76%) e a rua (51,5%) foram as principais fontes de AINEs. Este facto foi constatado em vários estudos africanos e asiáticos [17,18,117,20-22,24,28,53,76,84]. Em estudos europeus, os dispensários ou as farmácias familiares foram as principais fontes de abastecimento [63,75]. Nos países em desenvolvimento, a legislação sobre a venda de substâncias medicinais não é respeitada, sendo comum a venda de medicamentos às escondidas nas ruas, nos mercados e nos autocarros, com o risco de utilização de medicamentos contrafeitos, fora de prazo ou mal conservados.

■ A acessibilidade (má receção pelo pessoal de enfermagem, tempos de espera longos, pessoal insuficiente), o conselho de terceiros, a eficácia baseada na experiência anterior e a falta de recursos financeiros foram os principais motivos invocados pelos doentes para se automedicarem em 66,8%, 52,83%, 42,5% e 36,85% dos casos, respetivamente. Estes dados são consistentes com a literatura [20,22,24,28,63,76,83,84,86,90,115,117]. Em África, a vida comunitária é muito forte, o que pode explicar a influência dos amigos e da família na automedicação. A maioria da população tem um nível socioeconómico baixo e refugia-se na automedicação para evitar gastar dinheiro nas unidades de saúde. Além disso, os doentes, que na sua maioria vivem e sustentam as suas famílias com o que ganham no dia a dia, e confrontados com longas filas de espera para as consultas e um número insuficiente de médicos, recorrem a uma solução individual para poupar tempo.

■ No nosso estudo, a maior parte dos doentes achava que as suas atitudes eram más (70,6%). Este facto foi também constatado por Ouedraogo et al (89,9%), Fuentes et al (77%), Keltoum (77%) [20,22,115]. Apesar de terem consciência disso, optaram pela automedicação face às realidades socioeconómicas. Esta atitude parece, portanto, ser uma resignação por parte destes doentes.

Conclusão

A frequência da automedicação com AINEs é muito elevada em Abidjan. São afectadas as mulheres em idade madura, com um elevado nível de escolaridade, um baixo estatuto socioeconómico e que trabalham no sector informal. Os AINE automedicados são utilizados para dores crónicas mecânicas da coluna vertebral de início gradual. A acessibilidade e o aconselhamento de terceiros são as principais razões para a automedicação com AINE, sendo os mais utilizados os da família dos arilcarboxílicos, liderados pelo diclofenac, que é tomado durante menos de duas semanas. Os doentes compram os seus AINE nas farmácias e na rua, mas estes só são parcialmente eficazes no alívio da dor, dando uma satisfação mista e classificando a sua automedicação como má. Os factores que determinam o consumo são o nível de escolaridade, o estatuto socioeconómico e a intensidade da dor.

Com base nas nossas conclusões, fazemos as seguintes recomendações para :

- **Decisores políticos**
- Intensificar os controlos para acabar com o mercado paralelo de AINEs na rua.
- Desmantelamento do grande mercado "Roxy" em Adjamé
- Intensificar a educação em massa sobre os perigos da auto-medicação com AINE, com a participação de sociedades médicas especializadas.
- Aplicação da regulamentação relativa à venda de AINEs nas farmácias.
- **Médicos**
- Dedicar algum tempo a educar os seus pacientes sobre a prática da automedicação e desaconselhar a toma de quaisquer medicamentos sem consultar um médico.
- Preencher corretamente as receitas médicas, limitando o número de dias em que podem ser utilizadas.
- **Farmacêuticos**
- Não prescrever AINEs.
- Não renove uma receita de AINEs sem o conselho do seu médico.
- **Doentes**
- Consultar sempre um médico em caso de sintomas.
- Os AINEs devem ser tomados sempre sob aconselhamento médico.
- Seguir as instruções da receita médica.

Referências

1. **Blain H, Jouzeau JY, Netter P, Jeandel C**. Os anti-inflamatórios não esteróides inibidores selectivos da ciclo-oxigenase 2. Interesse e perspectivas. Rev Med Interne 2000;21(11):978-88.
2. **Wirth H, Hürlimann R, Flückiger T**. AINEs e inibidores da COX-2: principais efeitos adversos. Forum Médical Suisse 2006;6(12):284- 90.
3. **Lévy P, Fanello S, Pivette J, Parot-Schinkel E, Le Grand G, Schoux JB, Le Bodo P**. Non-steroidal anti-inflammatory drugs and potential iatrogenic risks: analysis of health insurance data. Rev Med Assur Mal 2005;36(2):153-62.
4. **Doomra R, Goyal A**. Cobertura universal de saúde - é mais do que parece. J Family Med Prim Care 2017;6(2):169-70.
5. **Da Silva ER, De Rose EH, Ribeiro JP, Sampedro LBR, Devos DV, Ferreira AO, Kruel1 M**. Uso de antiinflamatórios não esteroidais nos XV Jogos Pan-Americanos (2007). Br J Sports Med 2011;45(2): 91- 4.
6. **Gorski T, Cadore LE, Santana PS, Marczwski DSE, Silva Correa C, Beltrami GF**. Uso de AINEs em triatletas: prevalência, nível de conhecimento e razões para o uso. Br J Sports Med 2011; 45(2):85-90.
7. **Koffeman AR, Valkhoff VE, Celik S, Jong GW, Sturkenboom MC, Bindels PJE, et al**. Utilização de alto risco de medicamentos anti-inflamatórios não esteróides de venda livre: um estudo transversal de base populacional. Br J Gen Pract 2014; 64(621):191-8.
8. **Didier S, Vauthier JC, Gambier N, Renaud P, Chenuel B, Poussel M**. Uso de substâncias e uso indevido em uma ultramaratona de montanha: nova visão sobre a população de ultrarunners? Res Sport Med 2017;25(2):244-51.
9. Agência Nacional de Segurança dos Medicamentos (ANSM). Recordação das regras de utilização correta dos anti-inflamatórios não esteróides (AINE). Jornal Europeu de Emergência e Cuidados Intensivos 2013; 25(3-4):197-200.
10. Organização Mundial de Saúde (OMS). Diretrizes para a avaliação regulamentar de medicamentos para uso em automedicação. Genebra: OMS; 2000: 30p.
11. **Albasheer OB, Mahfouz MS, Masmali BM, Ageeli RA, Majrashi AM, Hakami AN**. Prática de automedicação entre estudantes de medicina de graduação de uma instituição terciária saudita. Trop J Pharm Res 2016 ;15(10):2253-9.
12. **Rashid M, Chhabra M, Kashyap A, Undela K, Gudi SK**. Prevalência e preditores de práticas de automedicação na Índia: uma revisão sistemática da literatura e meta-análise. Curr Clin Pharmacol 2020;15(2):90-101.
13. **Wijesinghe P, Jayakody R, Seneviratne R**. Prevalência e factores de

previsão da automedicação num distrito urbano e rural selecionado do Sri Lanka. WHO South-East Asia J Public Heal 2012;1(1): 28-41.

14. **Gore PR, Madhavan S**. Consumers preference and willingness to pay for pharmacist counselling for non-prescription medicines. J Clin Pharm Ther 1994;19(1):17-25.

15. **Pfaffenbach G, Tourinho F, Bucaretchi F**. Automedicação em crianças e adolescentes. Curr Drug Saf 2010;5(4):324-8.

16. **Kshirsagar NA**. Utilização racional de medicamentos: consideração de custos e caminho a seguir. Indian J Med Res 2016;144(4):502-5.

17. **Jaleta A, Tesema S, Yimam B.** Prática de automedicação na cidade de Sire, oeste da Etiópia: um estudo transversal. Cukurova Med J 2016;41(3):447-52.

18. **Osemene KP, Lamikanra A**. Um estudo sobre a prevalência da prática de automedicação entre estudantes universitários no sudoeste da Nigéria. Trop J Pharm Res 2012;11(4):683-9.

19. **Ndol FMI, Bompeka FL, Dramaix-Wilmet M, Meert P, Malengreau M, Mangani NN, et al**. Auto-medicação entre pacientes admitidos no serviço de urgência do hospital universitário de Kinshasa. Santé Publique 2013;25(2):233-40.

20. **Ouédraogo D, Tiendrebeogo JWZ, Zongo E, Kakpovi KG, Kaboré F, Drabo JY, et al.** Prevalência e factores associados à automedicação em reumatologia na África Subsariana. Eur J Rheumatol 2015;2(2): 52-6.

21. **Ocan M, Bwanga F, Bbosa GS, Bagenda D, Waako P, Ogwal-J et al**. Padrões e preditores de auto-medicação no norte do Uganda. PLoS One 2014; 9 (3) : 1-7.

22. **Keltoum T, Amina N**. Auto-medicação com anti-inflamatórios não esteróides. Mémoire Med. Guelma: Université 8 Mai 1945; 2021: 95p.

23. **Awad AI, Eltayeb IB, Capps PA**. Self-medication practices in Khartoum State, Sudan (Práticas de automedicação no Estado de Cartum, Sudão). Eur J Clin Pharmacol 2006;62(4):317-24.

24. **Shafie M, Eyasu M, Muzeyin K, Worku Y, Martín-Aragón S.** Prevalência e determinantes da prática de automedicação entre famílias selecionadas na comunidade de Addis Abeba. PLoS One 2018;13(3):1-20.

25. **Raynaud D**. Determinantes da automedicação. Rev Fr Aff Soc 2008;1:81-94.

26. **Makita-ikouaya E**. Determinantes da utilização da automedicação entre pacientes que vivem na comuna de libreville (Gabão). Revue de Géographie Tropicale et d'Environnement 2020;1:148-58.

27. **Angbo-Effi KO, Kouassi DP, Yao GHA, Douba A, Secki R, Kadjo A.** Factores que determinam o consumo de medicamentos de rua em áreas urbanas.

Santé Publique 2011;23(6):455-64.

28. **Souaga K, Adou A, Amantchi D, Kouame P, Angoh Y**. Auto-medicação para doenças orais na Costa do Marfim urbana. Resultados de um inquérito na região de Abidjan. Odontostomatol Trop 2000;23(90):29-34.

29. **Hounsa A, Kouadio PDM**. Auto-medicação com antibióticos de farmácias privadas na cidade de Abidjan, Costa do Marfim. Med Mal Infect 2010;40:333-40.

30. **Orliaguet G, Gall O, Benabess-lambert F**. Novos desenvolvimentos em medicamentos anti-inflamatórios esteróides e não esteróides. Le Praticien en Anesthesie Réanimation 2013;17(5):228-37.

31. **Viel E, Ripart J EJ**. Farmacologia dos anti-inflamatórios não esteróides e indicações para analgesia pós-operatória. In: Blanloeil Y. Conferências de atualização 2000. Paris: Masson. 2000;323-34.

32. Sociedade Francesa de Reumatologia (SFR) - Anti-inflamatórios. Disponível em:https://public.larhumatologie. fr/les-anti-inflammatoires (consultado em 15/07/23)

33. **Tréchot P, Jouzeau JY**. Bases químicas e farmacológicas dos AINEs. Rev Fr Allergol 2014;54(3):212-7.

34. **Marotte H**. Colégio Francês de Professores de Reumatologia (COFER). 6ª ed.
Paris: Masson; 2018: 433p.

35. **Badou M, Bertin P**. Anti-inflamatórios não esteróides: prescrição e monitorização. In: Faillie JC, Perrot S. Le bon usage du médicament et des thérapeutiques non médicamenteuses. 5eme ed. Paris : Medline ; 2012 : 337-48. Paris : Medline ; 2012 : 337-48.

36. **Mazières B.** Os anti-inflamatórios não estereoidianos. In: Laroche M, Mazières B, Constantin A, Cantagrel A. Rhumatologie pour le praticien. Paris: Masson; 2018: 619-36.

37. **Dorosz P, Vital Durand CLJ**. Guia prático dos medicamentos DOROSZ. [ème]29 ed. Paris: Maloine; 2009: 2048p.

38. **Levet E**. Anti-inflamatórios não esteróides: factores de risco para o agravamento das infecções bacterianas. Conhecimento dos farmacêuticos sobre este risco potencial. Tese de Doutorado em Farmácia. Limoges : Univ Limoges ; 2011 : 89p.

39. **Timour Q, Bui-Xuan B**. Indivíduos em risco fisiológico: idade, gravidez e amamentação. Paris: EMC Odontologie; 2008.

40. **Charles Caulin**. [ème]Le dictionnaire vidal. 86 ed. Paris: Vidal; 2010: 3000p.

41. Centro de referência para agentes teratogénicos. Anti-inflamatórios não esteróides e gravidez. Disponível em:

http://www.lecrat.org/article.php3?id_article=649 (consultado em 17/07/23)

42. **Laharie D, Droz-Perroteau C, Bénichou J, Amouretti M, Blin P, Bégaud B, et al**. Hospitalizações por eventos gastrointestinais e cardiovasculares na coorte CADEUS de utilizadores de AINEs tradicionais ou Coxib. Br J Clin Pharmacol 2010;69(3):295-302.

43. **Wallace JL**. Mecanismos, prevenção e implicações clínicas da enteropatia por fármacos anti-inflamatórios não esteróides. World J Gastroenterol 2013;19(12): 1861-76.

44. **Masso Gonzalez EL, Patrignani P, Tacconelli S GR LA**. Variabilidade entre antiinflamatórios não esteroidais no risco de sangramento gastrointestinal superior. Arthritis Rheum 2010;62(6):1592-601.

45. **Strate LL, Liu YL, Huang ES, Giovannucci EL, Chan AT**. O uso de aspirina ou anti-inflamatórios não esteróides aumenta o risco de diverticulite e hemorragia diverticular. Gastroenterology 2011;140(5):1427-33.

46. **Emer M, Burke A, Garret A, FitzGerald**. Autacóides derivados de lípidos: eicosanóides e fator de ativação plaquetária. In: Laurence L. Brunton. The pharmacological basis of therapeutics. 11ª ed., Califórnia: Mcgraw-Hill. Califórnia: Mcgraw-Hill

Medical Publishing Division; 2006: 653-70.

47. **Adam WR**. Non-steroidal anti-inflammatory drugs and the risks of acute renal failure: Number needed to harm. Nephrology 2011;16(2):154-5.

48. **Bentley ML, Corwin HL, Dasta J**. Lesão renal aguda induzida por fármacos no adulto gravemente doente: Estratégias de reconhecimento e prevenção. Crit Care Med 2010;38(6):169-174.

49. **Lafrance JP**. Anti-inflamatórios não esteróides selectivos e não selectivos e o risco de lesão renal aguda. Pharmacoepidemiol Drug Saf 2009;7:923 -31.

50. **Soubrier M, Rosenbaum D, Tatar Z, Lahaye C, Dubost JJ, Mathieu S.** Agentes anti-inflamatórios não esteróides e vasos. Rev Rhum 2013;80(3):204 - 8.

51. **Benoit A**. Anti-inflamatórios não esteróides e risco de infeção: inquérito regional aos farmacêuticos dispensadores e aos estudantes de farmácia. Tese de Doutoramento em Farmácia. Bourgogne : Univ Bourgogne; 2020 : 123p.

52. **Demoly P.** As hipersensibilidades aos anti-inflamatórios não esteroides, conceitos antigos e novos. Que explorações? Revue Française d'Allergologie et d'Immunologie Clinique 2007;47:60-2.

53. **Nenhum R**. Reacções adversas a medicamentos anti-inflamatórios não esteróides e

Automedicação: qual é o impacto ao longo do tempo de uma ferramenta de informação escrita nos conhecimentos dos doentes? Tese de Doutorado em

Medicina. Bourgogne : Univ Bourgogne; 2017 : 73p.

54. **Vuillet-A-Ciles H, Buxeraud J, Nouaille Y**. Medicamentos para a dor: analgésicos de nível I. Atual Pharm 2013;52(527):21-6.

55. **Daham K, Song WL, Lawson JA, Kupczyk M, Gülich A, Dahlén SE et al.** Effects of celecoxib on major prostaglandins in asthma. Clin Exp Allergy 2011;41(1):36-45.

56. Auto-medicação. Dicionário da Academia Nacional de Farmácia. Disponível em: http://dictionnaire.acadpharm.org/w/Automédication (consultado em 16/07/23)

57. AFIPA. Definição de automedicação responsável. 2010; disponível em https://sante. gouv. fr/IMG/pdf/Contribution_de_l_AFIPA.pdf (consultado em 16/07/23)

58. **Coulomb A, Baumelou A.** Situation de l'automédication en France et perspectives d'évolution : marché, comportements, positions des acteurs. Paris: La Documentation Française; 2007: 31p.

59. **Fainzang S**. L'automédication, une pratique qui peut en cacher une autre. Anthropol Sociétés 2010;34(1):115-33.

60. **Baumelou A.** A automedicação e a saúde pública. Bull Acad Natle Med 2007; 191(8):1527-31.

61. **Pouillard J**. Automedicação. Relatório adotado na sessão do Conselho Nacional da Ordem dos Médicos. Paris: CNOM; 2001: 7p.

62. **Parrot J**. Do autodiagnóstico à automedicação: riscos e impacto na relação farmacêutico-paciente. Bull Acad Natle Med 2007;191(8):1509-15.

63. **Sivry P**. Automedicação com anti-inflamatórios não esteróides - avaliação do nível de conhecimento de 334 pacientes em clínicas gerais nos Alpes-Marítimos. Tese de Mestrado em Medicina. Nice : Univ Nice Sophia-antipolis; 2014 : 66p.

64. **Degos L**. Automedication: le patient acteur de sa santé. Bull Acad Natl Med 2007;191(8):1503-8.

65. **Chaspierre A**. Os farmacêuticos na linha da frente dos cuidados de saúde? Santé conjuguée 2011; 55:84-8.

66. **Lecocq-Verdin AL**. Auto-medicação com AINEs: vantagens e desvantagens. Tese de Doutorado em Farmácia. Rouen: Univ Rouen; 2014. 174p.

67. **Nessib BD, Benbrahim A, Maatallah K, Ferjani H, Triki W, Kaffel WH**. Automedicação em reumatologia: prevalência e fatores associados. Rev Rhum 2021;88(1): A299.

68. **Cathébras P**. Le docteur Knock habite à Wall Street: Les nouvelles cibles de l'industrie pharmaceutique. Rev Med Interne 2003;24(8):538-41.

69. **Hmaini N**. A automedicação e a medicação oficial: inquérito por questionário nas farmácias da província de Khemisset. Tese de Doutorado em Medicina. Rabat : Univ Mohammed V; 2017 : 150p.

70. **Seddik M, Yahia B**. Inquérito epidemiológico sobre a automedicação na wilaya de Jijel. Mémoire Med. Jijel: Univ Mohammed Seddik Ben Yahia; 2019 : 83p.

71. **Montastruc JL, Bondon-guittona E, Abadie D, Lacroix I, Sailler L, Damase-michel C**. Farmacovigilância: riscos e efeitos adversos da automedicação. Revue Thérapie 2016;71(2): 249-55.

72. **Sridhar SB, Shariff A, Dallah L, Anas D**. Avaliação da natureza, razões e consequências da prática da automedicação na população geral de Ras Al-Khaimah, EAU. Int J Appl Basic Med Res 2018;8(1): 3-8.

73. **Kassabi-Borowiec L, Lévy P**. Factores e modalidades de automedicação em clínica geral. Lettr Pharmacol 2002;16(2): 61-3.

74. **Klohn M VI**. Auto-medicação. Med Mal Infect 2008;40(6):333-40.

75. **Anger V**. Automedicação com antiinflamatórios não esteroidais (AINEs): uma revisão do conhecimento e das práticas dos pacientes no Somme em 2018. Tese de Doutorado em Medicina. Amiens: Univ Picardie Jules Verne; 2019: 68p.

76. **Guilliano A**. Inquérito sobre o conhecimento dos anti-inflamatórios não esteroides consumidos em automedicação realizado entre 203 pacientes recebidos no serviço de consulta geral do Hospital Universitário do Estado do Haiti durante o mês de setembro de 2019. Tese Med. Porto Príncipe : Univ Haïti ; 2020 : 69p.

77. **Rouanet C**. A automedicação nas farmácias de Antananarivo (Madagáscar). Thèse Pharm. Lyon : Univ Claude Bernard Lyon 1; 2018 : 112p.

78. **Faqihi SF**. Prática de automedicação com analgésicos (AINEs e acetaminofeno) e antibióticos entre estudantes de enfermagem no campus da faculdade Farasan, Universidade de Jazan, KSA. Ann Pharm Fr 2021;79(3):275-81.

79. **Ray I, Bardhan M, Mehedi M, Moiz A, Khan E, Patel S et al**. Medicamentos de venda livre e automedicação: uma paranoia mundial e uma situação problemática na Índia durante a pandemia de COVID-19. Ann Med Surg 2022;78(1):103.

80. **Lassana S**. A automedicação na cidade de Ouagadougou: um inquérito às farmácias. Tese de Doutoramento em Farmácia. Ouagadougou: Université de Ouagadougou;1999: 111p.

81. **Queneau P**. Débat: l'automédication, source de dangers? Bull. Acad. Natle Med 2007;191(8): 1535-37.

82. **Queneau P, Bannwarth B**. Adverse drug reactions observed in French reception and emergency departments (Reacções adversas a medicamentos observadas nos serviços de receção e de urgência franceses). Bull Acad Natl Med 2003;187(4):647-70.

83. **Sallam SA, Khallafallah NM, Ibrahim NK, Okasha AO.** Pharmacoepidemiological study of self-medication in adults attending pharmacies in Alexandria, Egypt (Estudo farmacoepidemiológico da automedicação em adultos que frequentam farmácias em Alexandria, Egito). East Mediterr Heal J 2009;15(3):683-91.

84. **Phalke V, Phalke B, Durgawale M**. Self-medication practices in rural Maharashtra (Práticas de automedicação nas zonas rurais de Maharashtra). Indian J Community Med 2006;31(1):35-6.

85. **Al-Ghamdi S, Alfauri TM, Alharbi MA, Alsaihati MM, Alshaykh MM, Alharbi AA et al**. Práticas actuais de automedicação no reino da Arábia Saudita: um estudo observacional. Pan Afr Med J 2020;37(51):1-16.

86. **Ngo SNT, Stupans I, Leong WS, Osman M**. Utilização adequada de ibuprofeno sem receita médica: um inquérito sobre as percepções e a compreensão dos doentes. Int J Pharm Pract 2010;18(1):63-5.

87. **Loe GE, Ngoule CC, Ngene JP, Pouka MP**. Avaliação da automedicação com analgésicos em adultos: o caso dos clientes de farmácias de distribuição em Douala, Camarões. Int J Biol Chem Sci 2017;11(4):1461-70.

88. **Dean J, Lugo M**. Poverty and shared prosperity 2018 (Pobreza e prosperidade partilhada 2018). Washington: Grupo do Banco Mundial; 2018. 201 p.

89. **Gobir A., M. N. Sambo SSB**. Avaliação do padrão de utilização de anti-inflamatórios não esteróides (AINEs) entre os residentes de uma cidade nigeriana do centro-norte. Trop J Heal Sci 2017;24(4):1-6.

90. **Divya M, Bharatesh S, Vasudeva G**. Auto-medicação entre adultos em Udupi Taluk urbano, sul da Índia. Int J Med Public Heal 2016;6(3):126-9.

91. **Hesberta A, Louisa V, Curisb E, Briotc K, Gossecc L, Poireaudeaud S, et al**. Automedicação em reumatologia. Pharm Hosp Clin 2012 ;47:S11-S95.

92. **Michele Dion M**. O envelhecimento. L'Europe en Formation 2015; 3 (377): 46-60.

93. <u>Comissão Económica para a África. Perfil demográfico de África.</u> Adis Abeba: UNFPA; 2016: 1-78.

94. **Sinclair HK, Bond CM, Hannaford PC**. Over-the-counter ibuprofen: how and why is it used? Int J Pharm Pract 2000;8(2):121-7.

95. **Gupta P, Bobhate PS, Shrivastava SR**. Determinantes das práticas de automedicação numa comunidade urbana de favelas. Asian J Pharm Clin Res

2011;4(3):54-7.

96. **Matoulkova P, Dosedel M, Ruzková B, Kubena** A. Informação e sensibilização relativamente ao ibuprofeno como ingrediente de analgésicos de venda livre: um inquérito por questionário a residentes de comunidades de reformados. Ata Pol Pharm 2013;70(2):333-8.

97. **Gaumond I, Marchand S**. L'inégalité des sexes dans la douleur : un mythe devenu réalité. Douleurs Evaluation-Diagnostic-Traitement 2009;10(5):230-6.

98. **Javier RM PS.** Os homens e as mulheres são diferentes no que respeita à dor? Qual o impacto disso na prática do reumatologista? Rev Rhum 2010;77:227-9.

99. **Ouane M.** Análise da dispensa de anti-inflamatórios em meio oficinal em Bamako: casos de 30 oficinais. Tese de Mestrado em Medicina. Bamako: Univ Bamako; 2004: 77p.

100. **Hamani A.** Les médicaments de la rue à Niamey: Modalités de vente et contrôle de qualité de quelques médicaments anti-infectieux. Tese de Doutoramento. Bamako: Univ Bamako; 2005: 140p.

101. **Wallace JL.** Prostaglandins, NSAIDS, and gastric mucosal protection: why does not the stomach digest itself? Physiol Rev 2008;88:1547-65.

102. **Bannwarth B.** Os antigripais e anti-inflamatórios não esteroides no doente idoso. Rev Rhum 2004;71:534-8.

103. **Verlhac B.** Anti-inflamatórios não esteróides no idoso e acidentes iatrogénicos: os pontos mais importantes. Rev Rhum 2004;71:S179-S82.

104. **Legrain S.** Prescription médicaluse du sujet âgé. Paris: EMC Médecine; 2005.

105. **Chrischilles E.** Nonsteroidal anti-inflammatory drugs and blood pressure in an elderly population (Anti-inflamatórios não esteróides e tensão arterial numa população idosa). J Gerontol 1993;48:M91-6.

106. **Johnson G, Nguyen T.** Os anti-inflamatórios não esteróides afectam a pressão arterial? Uma meta-análise. Ann Intern Med 1994;121:289-300.

107. Efeito do tratamento escalonado na incidência de enfarte do miocárdio e angina de peito: resultados de 5 anos do programa de deteção e acompanhamento da hipertensão. Hypertension 1984 ; 6 (2) :I198-206.

108. **Pope J, Anderson D.** A meta-analysis on the effect of nonsteroidal antiinflammatory drugs on blood pressure. Arch Intern Med 1993;153:477-84.

109. **Morgan T, Anderson A.** Efeito da indometacina na pressão arterial em idosos com hipertensão essencial bem controlada com amlodipina ou enalapril. Am J Hypertens 2000;i3:1161-7.

110. **Le Lorier J, Bombardier C, Burgess E, Moist L, Wright NK C.**

Practical considerations for the use of non-steroidal antiinflammatory drugs and cycto- oxygenase-2 inhibitors in hypertension and kidney disease. Can J Cardiol 2002;18:1301-8.

111. **Diomandé M, Bamba A, Traoré A, Kpami Y, Coulibaly Y, Coulibaly A, Djaha M, Gbané M, Ouattara B, Daboiko JC, Eti E**. Dados epidemiológicos sobre a hospitalização reumatológica em Abidjan (Costa do Marfim). Revue Africaine de Médecine Interne 2020;7(1-2):22-30.

112. **Koffi-Tessio V, Oniankitan S, Hé C, Atake A, Kakpovi K, Yibe F, Mba E, Fianyo E, Houzou P, Oniankitan O, Mijiyawa M**. Perfil epidemiológico e clínico dos pacientes submetidos a consultas reumatológicas no Hospital Universitário Sylvanus Olympio.
(Lomé-Togo). Rhum Afr Franc 2021; 4 (1): 1 - 6.

113. **Chindhalore CA, Dakhale GN Giradkar AB**. Comparação das práticas de automedicação com analgésicos entre estudantes de graduação em medicina e paramédicos de um questionário de cuidados terciários - estudo baseado em questionário. J Educ Health Promot 2020;9:309.

114. **Diomandé M, Ouali B, Eti E, Kouakou ESCL, Brou K, Gbané M Djaha M, Ouattara B, Kouakou MN**. Indicações, eficácia e tolerância dos anti-inflamatórios não esteróides: cerca de 602 prescrições no departamento de reumatologia do CHU Cocody d'Abidjan. Rev Cames Santé 2013;1(2): 93-8.

115. **Fuentes K, Zapata, Lorenzo V**. Análise e quantificação dos padrões de automedicação dos clientes das farmácias comunitárias do sul do Chile. Pharm World Sci 2008;30:863-8.

116. **Nunes AP, Costa IM, Costa FA**. Determinantes da automedicação com AINEs numa farmácia comunitária portuguesa. Prática de Farmácia 2016;14(1):1-9.

117. **Suleman S, Ketsela A, Mekonnen Z**. Assessment of self-medication practices in Assendabo town, Jimma zone, southwestern Ethiopia (Avaliação das práticas de automedicação na cidade de Assendabo, zona de Jimma, sudoeste da Etiópia). Res Soc Adm Pharm 2009;5(1):76-81.

Apêndice: formulário de inquérito

Factores que determinam a automedicação com AINEs em doentes reumatológicos em Abidjan

I. Identidade e informações gerais

Nº

1. Idade
2. **Sexo**: *Feminino Masculino...*
3. **Nível socioeconómico**: Baixo (< 250.000 Fcfa) ... Médio (250.000500.000 Fcfa) . Alto (> 500.000 Fcfa) .
4. **Estado civil**: *Solteiro(a)   Casado(a) Viúvo(a)... Divorciado. Coabitante.*
5. **Categoria socioprofissional**: Alunos e estudantes . Dona de casa. Desempregados... Setor informal. Quadros superiores. nível ... Executivo de nível intermédio ... Reformado. Outros
6. **Origem**: Urbano Rural
7. **Nacionalidade**: costa-marfinense. Estrangeiro... (CEDEAO. Fora da CEDEAO... Outro...)
8. **Grupo étnico** :   (Akan... Gour... Mande do Norte... Mande do Sul... Krou.)
9. **Nível de ensino**: Não inscritoEducado   (primário) Universidade Secundária)

II. História

> Diabete HTA UGD

Doenças cardíacas ...   Infecções ...

> Outros

III. Razões para utilizar AINEs

> Dores de coluna... (dor no pescoço... dor na coluna... dor lombar... dor no ouvido... radiculalgia...)

> Articulações periféricas: artralgia...   artrite...

> Tendinite ...   Mialgia.

> Outros.

IV. Tipo de dor

1. **Calendário:** Inflamatório... Mecânica.
2. **Modo de arranque:** brutal,   progressivo.

3. **Sede:** Axe... Anel rodoviário...

4. **Tempo de progressão (meses)** Aguda... Subaguda... Crónica

5. **Intensidade:** 1-3 (leve)... 4-6 (moderada).. ≥ 7 (forte)

V. Consumo de AINEs

A. **Auto-medicação:** Sim... Não...

1. **Em caso afirmativo** :

a. **Conhecimento dos AINEs**

- Nomear as moléculas consumidas:

- **Tipo de AINE utilizado (DCI)**

Arilos carboxílicos: Oxicams: Indólicos: Fenamatos:

Coxib: Salicilatos : Sulfonalidina :   Pirazóis :

b. **Razões**

Dispensa sem receita médica. Experiência anterior. Falta de recursos financeiros.

Vendido em pormenor . Acessibilidade (espaço e tempo) . Idênticos aos vendidos nas farmácias.

Outros.

---

c. **Influência de um terceiro**

1. Sim... Não...

    1. a Em caso afirmativo (AmigosPublicidadeOutros   )

d. **Tempo de consumo**

1-6 dias: .... 7-13 dias: 14 dias - 29 dias:

30-90 dias:. ..> 90 dias : .

e. **Onde é que se arranjam os AINEs?**

Farmácia.   rua. Terceiros. Presente ao alcance da mão.

VI. Resultados sobre a dor

1. Eficácia: sim   não   parcial

2. se não, o que é que decide fazer

VII. Satisfação

Satisfeito   Mitigado   Insatisfeito

VIII. O que pensa da sua atitude?

Bom   Errado   Metade bom, metade mau.

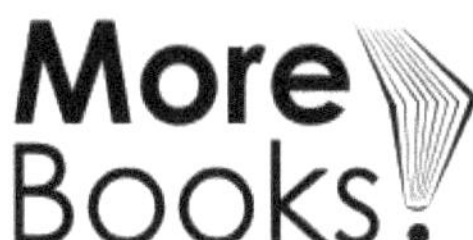

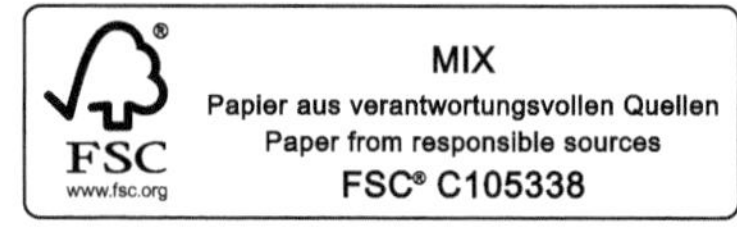

Printed by Books on Demand GmbH, Norderstedt / Germany